ERGEBNISSE DER CHIRURGIE UND ORTHOPÄDIE

HERAUSGEGEBEN VON

ERWIN PAYR
LEIPZIG

HERMANN KÜTTNER
BRESLAU

SONDERABDRUCK AUS BAND X

H. SEIDEL

DIE HABITUELLE SCHULTERLUXATION

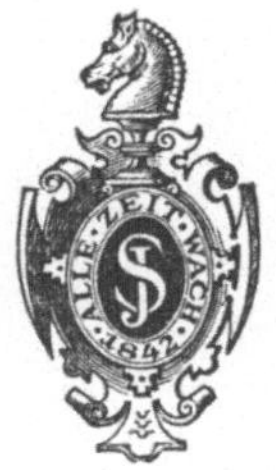

Springer-Verlag Berlin Heidelberg GmbH

1918

ISBN 978-3-662-37264-7   ISBN 978-3-662-37992-9 (eBook)
DOI 10.1007/978-3-662-37992-9

Ergebnisse der Chirurgie und Orthopädie.

Inhalt des VI. Bandes.

1913. III und 716 S. gr. 8⁰. 147 Textabbildungen. Preis M. 26.—; in Halbleder
gebunden M. 28.50.

Inhalt des VII. Bandes.

1913. III und 858 S. gr. 8⁰. 335 Textabbildungen und 1 Tafel. Preis M. 32.—;
in Halbleder gebunden M. 34.60.

Inhalt des VIII. Bandes.

1914. IV u. 981 S. gr. 8⁰. 308 Textabbildungen. Preis M. 38.—; in Halbleder
gebunden M. 40.60.

Inhalt des IX. Bandes.

1916. IV u. 608 S. gr. 8⁰. 188 Textabbildungen. Preis M. 26.—; in Halbleder
gebunden M. 28.80.

Zu beziehen durch jede Buchhandlung.

Die habituelle Schulterluxation.

Von

H. Seidel-Dresden.

Mit 24 Abbildungen.

Literaturverzeichnis.

1. Albert, Arthrodese bei habitueller Luxation des Schultergelenks. Internat. klin. Rundschau 1888. Jahrg. 2. Nr. 9.
2. Anger, Luxations et Fractures 1886.
3. Armour, Theodore R. W., Clairmont's operation for recurring dislocation of the shoulder joint. Liverpool med. chir. Journ. 34, 100—104. Nr. 65. Ref. Zentralbl. f. d. ges. Chir. u. ihre Grenzgeb. 26. III. 1914. 766.
4. Bach, Die Repositionshindernisse bei der präglenoidalen Schultergelenksluxation mit spezieller Berücksichtigung der Luxatio subcoracoidea. Zeitschr. f. Chir. 88, 27.
5. Bardenheuer, Die Verletzungen der oberen Extremität. Deutsche Chir. Lfg. 63a. Stuttgart 1886.
6. Bardescu, Die chirurgische Behandlung der rezidivierenden Schulterverrenkung. Revista de chir. 1905. Nr. 2. Ref. Zentralbl. f. Chir. 1905. 805.
7. Barling, Recurrent dislocation of the shoulder. Med. Press. New York. June 1900.
8. Berger, Bull. de l'acad. de méd. 1894. I. 339. (Diskussion zu dem Vortrage von Verneuil-Ricard.)
9. Beyler, Etiologie et traitement des luxations récidivantes de l'épaule. Thèse de Nancy 1913. Nr. 1015.
10. Bier, Diskussionsbemerkung. Verhandlg. d. Deutsch. Ges. f. Chir. 1909.
11. Bloch, Über habit. Luxation des Ellenbogens. Inaug.-Diss. Straßburg 1900.
12. Broca und Hartmann, Contribution à l'étude de luxation de l'épaule. Bull. de la soc. anat. 1890. 5. Serie. 4.
13. Burrell and Lovett, Habitual or recurrent dislocation of the shoulder. The Amer. Journ. of the Med. Sciences. 114, 166. Aug. 1897.
14. Busch, Beitrag zur Lehre von den Luxationen. Arch. f. klin. Chir. 4. — Über seltenere Humerusluxationen. Arch. f. klin. Chir. 19.
15. Cahier, Luxations récidivantes. Traité de chirurgie, clinique et opératoire publié sons la direction de Le Dentu et Delbet. 3.
16. Charcot, Arthropathies syringomyeliques. Progrès méd. 1893. Nr. 1.
17. Clairmont und Ehrlich, Ein neues Operationsverfahren zur Behandlung der habituellen Schulterluxation mittels Muskelplastik. Verhandl. d. deutsch. Ges. f. Chir. 38. Kongr. 1909. Arch. f. klin. Chir. 89, 798. 1909.
18. Cooper, Sir A., A Treatise on Dislocations and Fractures of the joints. New Edition 1842.
19. Corri bei Cahier.
20. Cramer, Resektion des Oberarmkopfes wegen habitueller Luxation. Berl. klin. Wochenschr. 1882. 21.

21. Dahlgren, Die habituelle Schulterverrenkung. Nord. med. Arkiv 1908. Abt. I.
22. Dehner, Über habituelle Schulterluxation und ihre Radikaloperation. Münch. med. Wochenschr. 1899. Nr. 5. 165.
23. Delattre, Luxation traumatique d'épaule à récidives chez un enfant; luxation de l'extrémité interne de la clavicule. Journ. de chir. et annales de la soc. belge de chir. 1901. 3.
24. Deuerlich, Über die Komplikation der Luxatio humeri mit Fraktur des Tub. maj. Diss. Göttingen 1874.
25. Dreesmann siehe Grothe.
26. Drüner, Die Freilegung des Schultergelenks und der Achselhöhle von der Rückenseite her und die totale Exstirpation des Schultergürtels und Armes. Beitr. z. klin. Chir. 74, 585.
27. Ducuing, Pathogénie et traitement des luxations récidivantes de l'épaule par relâchement capsulaire. Arch. méd. de Toulouse. Jahrg. 21. Nr. 6. 1914. 70—82. Ref. Zentralbl. f. d. ges. Chir. u. ihre Grenzgeb. 25. Juni 1914. 772.
28. Duverney cf. Bach.
29. Ehrlich, Über Dauerresultate nach Operation der habituellen Schulterluxation nach Clairmont und Ehrlich. 85. Vers. deutsch. Naturf. u. Ärzte. Wien 1913. Zentralbl. f. Chir. 1913. Nr. 52. 2009.
30. Eve, zit. nach Broca und Hartmann.
31. Erps, E. van, Fracture par arrachement de la grosse tubérosité de l'humérus. Clinique (Bruxelles) 27, 193—197. 1913. Ref. Zentralbl. f. d. ges. Chir. u. ihre Grenzgeb. 22. Mai 1913. 709.
32. Fick, Anatomie des Schultergelenks. Handbuch der Anatomie und Mechanik der Gelenke. Jena. Teil I. 1904. Teil II 1910. Teil III 1911.
33. Le Fort, Krankenvorstellung. Bull. de la soc. de chir. 1886. 491.
34. Francke, Zur pathologischen Anatomie und Therapie der habituellen Schulterluxation. Deutsche Zeitschr. f. Chir. 48, 399. 1898.
35. Genzmer, siehe Hartisch.
36. Gerster, Subcoracoid dislocation of the humerus, Paralysis of the Serratus magnus. Arthrotomie. Med. News. Philadelphia 1884. 423.
37. Gnesda, Mitt. aus d. Grenzgeb. d. Med. u. Chir. 4, 749.
38. Göbel, Zur Prognose der traumatischen Schultergelenksluxation. Zeitschr. f. ärztl. Fortbild. 1909. Jahrg. 6.
39. Goldmann, s. Wilmanns.
40. Goldthwait, Joel, E., An anatomic and mechanical Study of the shoulder-joint, explaining many of the cases of painful shoulder, many of the recurrent dislocations etc. The Amer. Journ. of Orthop. Surg. 6. Nr. 4. May 1909.
41. Gregoire, Raymond, Luxation récidivante de l'épaule, anatomie, pathologie et pathogénie. Rév. d'orthop. 24, 15—36. 1913. Ref. Zentralbl. f. d. ges. Chir. u. ihre Grenzgeb. 6. März 1913. 131.
42. Grothe, Zur Behandlung der habituellen Schulterluxation. Münch. med. Wochenschr. 1900. Nr. 19.
43. Günther, s. Bach.
44. Gurlt, Pathologische Anatomie der Gelenkkrankheiten. Berlin 1853.
45. Haegler, s. Wilmanns.
46. Hartisch, Über Kasuistik und Therapie der habituellen Schulter- und Unterkieferluxation. Halle 1883.
47. Henke, Anatomie und Mechanik der Gelenke.
48. Heusner, Über einen Fall von habitueller Subluxation des Oberarmkopfes nach oben. Verhandl. d. deutsch. Naturf.-Versamml. zu Frankfurt 1896. 110.
49. Hildebrand, Zur operativen Behandlung der habituellen Schulterluxation. Arch. f. klin. Chir. 66, 360. 1902. Verhandl. d. deutsch. Ges. f. Chir. 1901. 1909. Disk. zum Vortrag von Clairmont-Ehrlich.
50. Hippocrates, Comm. II. in lib. de articulis (bei Malgaigne 2, 175).
51. Hueter, Klinik der Gelenkkrankheiten. Leipzig 1871.
52. Hyrtl, Lehrbuch der Anatomie des Menschen. Wien 1878.
53. Imbert et Dugas, Du prognostic éloigné des luxations de l'épaule. Rév. de chir. 31, 1—2. 1911.

54. **Japiot**, Fractures des tubérosités compliquant la luxation de l'épaule. Valeur diagnostique de la radiographie. Arch. d'électr. méd. Jahrg. 22. Nr. 373. 1914. Ref. Zentralbl. f. d. ges. Chir. u. ihre Grenzgeb. 19. März 1915. 651.
55. **Jeannel**, Luxation traumatique de l'épaule droite, datant de vingt jours, irréductible par suite de fracture de la grosse tubérosité et de végétations périostiques. Décapitation. Arch. méd. de Toulouse. Jahrg. 20. Nr. 8. 1913. 93—98. Ref. Zentralbl. f. d. ges. Chir. u. ihre Grenzgeb. 12. Juin 1913. 61.
56. **Joessel**, 1. Anatomische Beiträge zur Kenntnis der Humerusluxationen mit Fraktur der Tuberkel. Deutsche Zeitschr. f. Chir. 4, 124. 1874. 2. Über die Rezidive der Schulterluxationen. Deutsche Zeitschr. f. Chir. 13, 167. 1880. Lehrbuch der topographisch-chirurg. Anatomie. 1. Bonn 1884.
57. **Keen**, Fracture of the greater tuberosity of the humerus with dislocation of the humerus into the axilla. On seventh day nailing of the fragment. Annals of surg. June 1907. Ref. Zentralbl. f. Chir. 1907. 1150.
58. **Keppler**, s. Schultze.
59. **Kirschner**, s. Kleinschmidt.
60. **Kleinschmidt**, Die freie autoplastische Fascientransplantation. Ergebn. d. Chir. u. Orth. 8. 1914.
61. **Kocher**, Über die Behandlung der veralteten Luxationen im Schultergelenk. Deutsch. Zeitschr. f. Chir. 30. 1890.
62. **Kohlhase**, Beitrag zur operativen Behandlung der habituellen Schultergelenksluxation. Diss. Rostock 1904.
63. **Kraske**, Diskussion zu dem Vortrag von Küster. Verhandl. d. XI. Kongr. d. deutsch. Ges. f. Chir. 1882.
64. **Krönlein**, Die Lehre von den Luxationen. Deutsche Chir. von Billroth und Lücke. Lief. 26. 1882.
65. **Krumm**, Über habituelle Schulterluxation und ihre Radikaloperation. Münch. med. Wochenschr. 1899. 986.
66. **Küster**, Über habituelle Schulterluxation. Verhandl. d. deutsch. Ges. f. Chir. 1882.
67. **Lameris**, Luxatio humeri habitualis. Vortr. gehalten in der holländ. Ges. f. Chir. Ref. Zentralbl. f. Chir. 1911. Nr. 52.
68. **Lardennois**, Bei Mauclaire Picqué. Ztbl. f. Chir. 1905. S. 986.
69. **Löbker**, Einige Präparate von habitueller Schulterluxation. Verhandl. d. deutsch. Ges. f. Chir. 1886. Arch. f. klin. Chir. 34, 659.
70. **Malgaigne**, Traité des fractures et luxations. Paris 1855.
71. **Marbaix**, Funktionelle Behandlung der Schulterverrenkung. Monatsschr. f. Unfallheilk. u. Invalidenwesen. Jahrg. 20. Nr. 8. S. 241—248. 1913. Ref. Zentralbl. f. d. ges. Chir. u. ihre Grenzgeb. 20. Nov. 1913. 495.
72. **Martens**, Beiträge zur Gelenkchirurgie. Freie Vereinigung d. Chir. Berlins. Ref. Zentralbl. f. Chir. 1907. Nr. 40.
73. **Mauclaire**, 1. Symptomes, diagnostic et traitement des luxations de l'épaule etc. Gaz. des hôp. 84, 101. 2. Sur la luxation récidivante de l'épaule. Capsuloraphie après exploration intra-articulaire. Rapport de M. Lucien Piqué. Ref. Zentralbl. f. Chir. 1905. 986.
74. **Michel**, Zur Kasuistik der Gelenkerkrankungen bei Syringomyelie. Beitr. z. klin. Chir. 36. Heft 2.
75. **v. Miculicz**, s. Samosch.
76. **Müller, J.**, Zur operativen Behandlung der habituellen Schultergelenksluxation.
77. **—— W.**, s. Kohlhase, Francke. Außerdem 1. Über habituelle Schulterluxationen. 27. Chir.-Kongr. Berlin 1898. 2. Diskussionsbemerkung. 38. Chir.-Kongr. 1909. 3. Desgl. 85. Versamml. deutsch. Naturf. u. Ärzte. Wien 1913. Ref. Zentralbl. f. Chir. 1913. Nr. 52.
78. **Nalbandow**, Habituelle Schulterluxation und Syringomyelie. Russki Wratsch 1903. Nr. 24. Ref. Zentralbl. f. Chir. 1903. 1355.
79. **Nélaton**, 1. Luxations de l'épaule. Duplay-Réclus. Traité de chir. II. édit. 3. 2. Persönliche Mitt. bei Broca und Hartmann.
80. **Nissen**, Über Gelenkerkrankung bei Syringomyelie. Arch. f. klin. Chir. 45.
81. **Palladini**, Riforma med. 1855. Nr. 35 (nach Perthes).

82. **Panas**, cf. **Bach**.
83. **Payr**, 1. Dikussionsbemerkung. Zentralbl. f. Chir. 1913. Nr. 52. 1345. 2. s. **Kleinschmidt**.
84. **Périer**, 1. Bull. et mém. de la soc. de chir. Paris 1876. Nouv. série. 4, 112. Ref. nach **Broca** und **Hartmann**. 2. Luxation sous-acromiale de l'humérus. Reduction etc. Bull. et mém. de la soc. de chir. de Paris. 1879. 112—116.
85. **Perthes**, 1. Zur Therapie der habituellen Schulterluxation. Münch. med. Wochenschr. 1905. 481. 2. Über Operationen bei habitueller Schulterluxation. Deutsche Zeitschr. f. Chir. 85. 1906. 3. Diskussionsbemerkung. Verhandlg. d. deutsch. Ges. f. Chir. 1909.
86. **Petit**, cf. **Bach**.
87. **Picqué**, Bericht über **Mauclaire**: Luxation récidivante de l'épaule usw. Révue de chir. 1905. Nr. 3. S. 404.
88. v. **Pitha**, Handbuch der allgemeinen und speziellen Chirurgie von v. **Pitha** und **Billroth**. 4.
89. **Popke**, Zur Kasuistik und Therapie der habituellen Schulterluxation. Diss. Halle 1882.
90. **Ricard**, Traitement des Luxations récidivantes de l'épaule. Bull. de l'acad. de méd. Sitzg. v. 31. Okt. 1892·
91. **Ricard-Verneuil**, Traitement des luxations récidivantes de l'épaule par la suture de la capsule articulaire ou arthroraphie. 1. Bull. de l'acad. de méd. 1894. 2. Gaz. des hôp. 1894. 449.
92. **Roepke**, 1. Zur Behandlung der habituellen Schulterluxation. Verhandl. d. deutsch. Ges. f. Chir. 41. Kongr. 1912. 2. Diskussionsbemerkung. 85. Vers. deutsch. Naturf. u. Ärzte. Wien 1913. Ref. Zentralbl. f. Chir. 1913. Nr. 52. 2009.
93. **Roser**, 1. Handbuch der anatomischen Chirurgie. Tübingen 1883. 2. Über die pathologische Anatomie der Oberarmluxationen. Arch. f. physiol. Heilk. 1842.
94. **Samosch** (v. **Miculicz**), Beiträge operativer Behandlung der habituellen Schulterluxation. Bruns Beitr. z. klin. Chir. 1896. 17, 803.
95. **Samson**, s. **Malgaigne**.
96. **Samter**, 1. Zur operativen Behandlung der habituellen Schulterluxation. Arch. f. klin. Chir. 62, 115, 1900. 2. Diskussionsbemerkung. Verhandl. d. deutsch. Ges. f. Chir. 1909.
97. **Schlange**, Diskussionsbemerkung. Verhandl. d. deutsch. Ges. f. Chir. 1909.
98. **Schlesinger**, Die Erkrankungen der Knochen und Gelenke bei Syringomyelie. Zentralbl. f. d. Grenzgeb. d. Med. u. Chir. 4. 1901.
99. **Schmidt**, Über die Prognose der Luxatio humeri und Luxatio antebrachii post. Deutsche Zeitschr. f. Chir. 109, 1—2. 1911.
100. **Schrader**, Über habituelle Schulterluxationen infolge von Syringomyelie. Beitr. z. klin. Chir. 23. 1899 und Diss. Tübingen 1899.
101. **Schüller**, 1. Chirurgische Anatomie. H. 1: Die obere Extremität. 2. Demonstration eines Präparates von habitueller Luxation des Schultergelenks in der Berl. med. Ges. Berl. klin. Wochenschr. 1890. Nr. 33.
102. **Schultze**, Ernst O. P., Die habituelle Schulterluxation. Klinischer und experimenteller Beitrag. Arch. f. klin. Chir. 104. Heft 1.
103. **Seidel**, Über die Operation der habituellen Schulterluxation. Vortr. in der Freien Vereinigung der Chirurgen des Königreichs Sachsen. Zentralbl. f. Chir. 1913. Nr. 34. 1344.
104. **Shimo**, K., Über die Bewegungen im Schultergelenk und die Arbeitsleistung der Schultermuskeln. Arch. f. Anat. u. Phys. Anat. Abt. Jahrg. 1913. Supplementband. 1—88. 1913. Ref. Zentralbl. f. d. ges. Chir. u. ihre Grenzgeb. 19. Febr. 1914. 411.
105. **Sick**, Anatomische Befunde bei Humerusluxationen. Jahrbücher der Hamburger Staatskrankenanstalten. 3. 1891/92.
106. **Sokoloff**, Die Erkrankung der Gelenke bei Gliomatose des Rückenmarks. Deutsche Zeitschr. f. Chir. 34. 1892.
107. **Staffel**, Ein weiterer Beitrag zur Kenntnis der Osteochondritis dissecans. Verhandl. d. deutsch. Ges. f. Chir. 1895.
108. **Steinthal**, Zur operativen Behandlung der habituellen Schulterluxation. Med. Korrespondenzbl. d. Württ. ärztl. Landesvereins 1895.

109. Stimson, Fractures and Dislocations. 1912.
110. Streubel, Zur Beurteilung und Behandlung der sog. veralteten Luxationen. Prager Vierteljahrsschr. 25, 4. 113. 1868.
111. Telford, The treatment of habitual dislocation of the shoulder joint. Lancet. H. 4640. 1912. 293.
112. Thomas, Turner T., 1. Habitual or recurrent anterior dislocation of the shoulder. Amer. Journ. of the Med. Scienc. March 1909. 2. Recurrent anterior dislocation of the shoulder. The Journ. of the Amer. Med. Assoc. March 12. 1910. 54. 3. Habitual or recurrent dislocation of the shoulder. Surg. Gyn. and Obst. 1914.
113. Tortal, Reymond, Subluxations volontaires de l'épaule. Paris méd. Jahrg. 1912/13. Nr. 42. 1913. 357—360. Ref. Zentralbl. f. d. ges. Chir. u. ihre Grenzgeb. 27. Nov. 1913. 541.
114. Tschish, Über die operative Behandlung der habituellen Schulterluxation. Chirurgia (Russisch) 12. Nr. 69. Ref. Hildebrands Jahresber. f. Chir. Jahrg. 8. 1902. 1292.
115. Velpeau, cf. Malgaigne.
116. Verneuil, s. Ricard-Verneuil.
117. Volkmann, Verletzungen und Krankheiten der Bewegungsorgane. Handb. d. Chir. von v. Pitha u. Billroth. 2, 2.
118. Warren, J. Collins, A case of habitual dislocation of the shoulder-joint. The Boston Med. and Surg. Journ. March 12. 1903. Ref. Med. Record. March 21. 1903.
119. Wendel, Über habituelle Luxationen. Arch. f. Orthop., Mechanother. u. Unfallchirurgie. 1903.
120. Werndorff, Zur blutigen Behandlung der habituellen Schultergelenksverrenkung. Zeitschr. f. orthopäd. Chir. 19. 1908.
121. Wiesinger, Habituelle Luxation bei einem Epileptiker. Deutsche med. Wochenschr. 1895. Vereinsbeilage 17.
122. Wilmanns (Goldmann), Zur Frage der habituellen Schultergelenksluxation. Zentralbl. f. Chir. 1909. Nr. 12.
123. Wilms, Arthrodese des linken Schultergelenks bei rezidivierender Luxation. Bericht d. med. Ges. zu Leizpig. 27. Juni 1905. Münch. med. Wochenschr. 1905.
124. Wolff, J., Ein Fall von habitueller Schulterverrenkung. Freie Vereinigung d. Chir. Berlins. 9. Dez. 1901. Ref. Zentralbl. f. Chir. 1902. 204.
125. Young, James K., Recurrent anterior dislocation of the shoulder. Amer. Journ. of orthop. surg. 11. Nr. 2. 243—249. 1913. Ref. Zentralbl. f. d. ges. Chir. u. ihre Grenzgeb. 16. Juni 1914. 74.

Die Kenntnis der habituellen Schulterluxation geht bis auf Hippokrates zurück, der auch bereits chirurgisch-therapeutische Vorschläge machte, die in ihren Grundgedanken mit manchen modernen Maßnahmen übereinstimmen. Aber erst in neuerer Zeit erregte sie das Interesse weiterer Kreise, als Antisepsis und Asepsis Eingriffe an großen Gelenken relativ gefahrlos gestaltete. Es wurde damit das Bestreben, das für den Träger außerordentlich störende Leiden operativ zu beeinflussen, bedeutend gestärkt. Ferner konnten die bei der Operation gewonnenen Erfahrungen die pathologisch-anatomischen Befunde in wesentlichen Punkten ergänzen und das Interesse an diesen Befunden neu beleben. Auf dieser genauen Kenntnis der pathologischen Anatomie der Erkrankung gründeten sich dann bis in die neueste Zeit hinein wiederum verbesserte Operationsverfahren, die, in ihrer Art vielfach auseinandergehend, schließlich alle dasselbe Ziel verfolgen: Die Wiederkehr der Luxation unter möglichst vollkommener Erhaltung der Gebrauchsfähigkeit des Armes dauernd zu verhüten.

Im folgenden soll der Stand unserer Kenntnisse über die habituelle Schulterluxation dargelegt werden.

Begriff der habituellen Schulterluxation.

Der Begriff der habituellen Schulterluxation ist nicht allein gebunden an die mehr oder weniger häufig auftretende Verrenkung an sich.

Es gehört zur habituellen Luxation neben der Wiederholung der Verrenkung zunächst der Eintritt derselben bei meist unerheblicher Gewalteinwirkung. Man wird also eine drei- bis viermalige Luxation eines Gelenkes, welche jedesmal durch ein wirklich schweres Trauma erfolgt, während in der Zwischenzeit — eventuell jahrelang — nie Störungen eintraten, nicht als habituell bezeichnen können.

Ebenso sind von den habituellen Luxationen getrennt zu halten die freiwilligen oder nach Krönlein willkürlichen Luxationen, welche von den betreffenden Personen nach Belieben hervorgerufen und auch wieder — wenigstens in den allermeisten Fällen — selbst zurückgebracht werden können.

Im Gegensatz dazu entfernen sich bei der habituellen Luxation die zusammengehörigen Gelenkflächen zwar ebenfalls häufig bei bestimmten Bewegungen voneinander, aber ohne den Willen des Patienten, der auch nur selten imstande ist, die Luxation selbst wieder zu reponieren.

Ebensowenig kann man als habituell diejenigen Luxationen bezeichnen, bei welchen die Gelenkflächen den normalen Kontakt verloren haben, zwar — häufig mit nur geringer Mühe — reponiert werden können, aber sofort wieder in die fehlerhafte Stellung zurückkehren, in derselben also eigentlich dauernd verharren. Man muß diese Luxation als nicht dauernd reponible oder als permanente bezeichnen.

Ebenso sind von den habituellen Luxationen zu trennen die pathologischen rezidivierenden Luxationen, welche an Gelenken auftreten, die durch andere Krankheiten derartig verändert sind, daß sie dem Aneinandervorbeigleiten der Gelenkenden nur geringe Hindernisse bieten. Wir treffen solche Veränderungen namentlich bei zentralen Nervenleiden, Tabes, Gliomatose, Syringomyelie, Myelitis, Polyomyelitis anterior, Pachymeningitis cervicalis, Rückenmarksverletzungen usw. Es handelt sich also in diesen Fällen um neurotische Arthropatien, wie sie von Sokoloff, Schrader, Bloch, Charcot, Nissen, Gnesda, Schlesinger, Michel u. a. m. beschrieben werden. Wir haben es also in diesen Fällen um ein Symptom einer Erkrankung zu tun, nicht mit einer Erkrankung sui generis wie bei der habituellen Luxation, vor allem auch um ein Symptom, das aktiv oder auch passiv mit leichter Mühe hervorgerufen und wieder beseitigt werden kann und therapeutisch und prognostisch natürlich ganz anders bewertet werden muß als die habituelle Verrenkung.

Daß die auf traumatischem Wege entstandenen, nicht reponierten und in ihrer fehlerhaften Stellung fixierten Verrenkungen — also die veralteten irreponiblen Luxationen — nicht zu den habituellen Luxationen gehören, ist selbstverständlich und es soll hier nur darauf hingewiesen werden.

Unter Ausschluß aller dieser erwähnten Gruppen von Luxationen, die zum Teil mit den habituellen zusammengeworfen wurden, kann man also sagen:

Unter habitueller Schulterluxation ist zu verstehen die mehr oder weniger häufige Wiederholung der Schulterverrenkung bei

meist unerheblicher direkter oder indirekter Gewalteinwirkung,
wobei eine erstmalige typische traumatische Luxation gewöhnlich
vorhergegangen ist, mehr oder weniger lange luxationsfreie Inter-
valle bestehen und Veränderungen des Gelenkes durch allgemeine
Grundkrankheiten, welche die Luxation bedingen können, fehlen.

Häufigkeit der habituellen Schulterluxation.

Unter Berücksichtigung dieser Definition habe ich aus der mir zugäng-
lichen Literatur und nach persönlichen Erfahrungen die Fälle von habitueller
Schulterluxation zusammengestellt, welche zur operativen Behandlung gekommen sind und über welche ich brauchbare Angaben finden konnte. Es
sind im ganzen 117 Fälle, welche in der dieser Arbeit beigefügten Tabelle ge-
ordnet sind. Dazu kommt noch eine geringe Anzahl lediglich klinisch be-
obachteter oder ohne Operation zur Autopsie gekommener Fälle. Es sind
höchstens 30, welche nach allen Richtungen hin für diese Arbeit verwertet,
aber nicht besonders zusammengestellt wurden.

Aus dieser nicht sehr großen Gesamtzahl läßt sich über die Häufigkeit
der habituellen Schulterluxation kein Schluß ziehen. Eine große Zahl ohne
Erfolg operierter Fälle ist sicher nicht veröffentlicht worden; eine sehr viel
größere Zahl nicht operierter Fälle ist ebenfalls nicht bekannt gegeben. Unter
diesen Gesichtspunkten kann man annehmen, daß die habituelle Luxation sehr
viel häufiger vorkommt, als man aus den spärlichen Mitteilungen in der Literatur
anzunehmen geneigt sein könnte. Dieses Empfinden hatte auch schon Roser,
der meinte, daß in jeder kleinen Stadt sicher Individuen mit der Disposition
zur Wiederverrenkung anzutreffen und den Ärzten auch bekannt seien.

Genügen also die aus der Literatur herbeizuziehenden Fälle von habitueller Schulterluxation nicht zur genauen Feststellung ihrer Häufigkeit, so
sind sie doch zahlreich genug, um über die interessierenden Fragen ein einigermaßen zutreffendes Urteil zu gewinnen.

Die Art der Luxation.

In den allermeisten Fällen von habitueller Schulterluxation handelt es
sich um eine Verrenkung nach vorn oder nach unten beziehungsweise um eine
Kombination dieser beiden Formen. Nur einige Male wird über andere Varia-
tionen berichtet und Ficks Angabe, daß die habituelle Luxation namentlich
bei den Ausrenkungen nach hinten auftrete, ist durch die Literatur nicht
gestützt. A. Cooper erwähnt eine habituelle Luxation nach hinten, Busch
beobachtete zwei Fälle und gibt an, daß auch Linhart und Volkmann je
einen gesehen hätten. Im ganzen aber ist, wie schon die einfache Luxation
nach hinten, so erst recht die rezidivierende Luxation nach hinten wesentlich
seltener als die einfache oder rezidivierende Luxation nach vorn.

Über eine habituelle Luxation nach oben berichtet Périer.

Von den beiden Geschlechtern ist entschieden am meisten betroffen das
männliche. Unter den von mir zusammengestellten 117 Fällen trat das Leiden
66mal bei Männern, 15mal bei Frauen auf. Bei dem Rest der Fälle ist über
das Geschlecht nichts berichtet. Das hängt wohl damit zusammen, daß Männer

irgendwelchen Traumen in höherem Maße ausgesetzt sind, als das weibliche Geschlecht.

Das Alter der Patienten in den 71 operierten Fällen der Tabelle, bei denen Angaben vorhanden sind, schwankt zwischen 17 und 60 Jahren, und zwar waren 17 Jahre alt 2 Patienten, 18 Jahre 1 Patient, 19 Jahre 4 Patienten, 20 Jahre 2 Patienten. Zwischen 21 und 30 Jahren standen 41 Patienten, zwischen 31 und 40 Jahren 15 Patienten, zwischen 41 und 50 Jahren 4 Patienten, zwischen 51 und 60 Jahren 2 Patienten. Es handelt sich demnach vorwiegend um eine Erkrankung des mittleren Lebensalters. In sehr seltenen Fällen ist auch das Kindesalter betroffen. So war der eine Patient von Busch erst 10 Jahre alt, als er sich seine erste Luxation zuzog.

Die Häufigkeit der Rezidive wechselt in weiten Grenzen. So brachte W. Müller (Kohlhase Fall 2) und ebenso Küster (Wendel Fall 2) eine habituelle Luxation schon nach dreimaliger Wiederholung zur Operation und Ausheilung. Dupuytren (nach Malgaigne) sah im Gegensatz dazu bei einem Studenten der Medizin mehr als 100 Luxationen. Samson (nach Malgaigne) berichtet von einem Mann, der sich wöchentlich mehrmals im „Hôtel de Dieu" in Paris eine Schulterluxation einrichten ließ, also sicher hunderte von Malen. Ebenso sind in dem Falle von Werndorff und Fall 1 von Thomas, wie auch in manchen anderen Fällen Hunderte von Rezidiven anzunehmen. Zwischen diesen Extremen schwankt die Häufigkeitsskala in verschiedener Intensität.

Zuweilen liegen die Rezidive über einen längeren Zeitraum verstreut, zum Teil drängen sie sich auf wenige Jahre oder Monate zusammen. So waren die bei dem ersten Patienten von Thomas erwähnten Hunderte von Verrenkungen in 25 bis 30 Jahren erfolgt. Bei dem Patienten von Werndorff waren über 100 Verrenkungen in 6 Jahren, bei dem Patienten von Krumm 37 Verrenkungen in 7 Jahren, bei dem Patienten von Kramer 19 Verrenkungen in 5 Jahren, bei dem Patienten von Samosch 20 Verrenkungen in 2 Jahren aufgetreten, während bei einem Patienten von Telford sich die Luxation jede Woche, bei dem Patienten von Samson, wie schon erwähnt, mehrere Male in der Woche wiederholte. Die Tabelle gibt darüber eingehenden Aufschluß.

Die **Dauer des Leidens** wird im Minimum auf 6 Monate bei Wendel und 9 Monate bei W. Müller (Kohlhase Fall 2), im Maximum auf 25 bis 30 Jahre bei Thomas (Fall 1) angegeben.

Die **äußeren Ursachen** der habituellen Verrenkung können, wie bei der einmaligen traumatischen Luxation, direkte und indirekte Gewalteinwirkungen sein. Gewöhnlich ist der Vorgang der, daß eine direkte Gewalt (Fall auf die Schulter, Schlag oder Stoß gegen dieselbe) oder eine indirekte (Fall auf die ausgestreckte Hand oder starke Elevation des Armes eventuell mit gleichzeitiger Traktion nach oben) das Gelenk trifft und eine erstmalige Luxation hervorruft. Die nächstfolgenden Luxationen können dann auf ähnliche Weise wie die erste auf direktem oder indirektem Wege entstehen. Meist aber spielt bei einer Wiederholung der Luxation die indirekte Gewalteinwirkung eine Hauptrolle.

In meiner Zusammenstellung kommt, soweit genaue Angaben überhaupt gemacht worden sind, die direkte Gewalteinwirkung bei der ersten Luxation nicht allzu oft in Frage. Hildebrand berichtet über einen Patienten, der mit der Schulter auf eine scharfe Ecke fiel und über eine Patientin, die etwa 1 m tief direkt auf die rechte Schulter stürzte. Der zweite Patient von Telford fiel beim Fußballspiel auf die linke Schulter. Außerdem finden wir noch in fünf anderen Fällen auf direkte Gewalt hinweisende Angaben.

Indirekte Gewalteinwirkung finden wir bei 18 Patienten, welche auf die ausgestreckte Hand oder den Ellenbogen stürzten oder bei welchen der Arm stark eleviert bzw. stark nach oben gezerrt wurde. Wahrscheinlich gehören hierher noch 16 weitere Fälle, in welchen die Angaben nicht allzu genau sind.

Unter den kausalen äußeren Momenten, welche für die Entstehung der habituellen Schulterluxation eine Rolle spielen, nimmt die Epilepsie einen hervorragenden Platz ein. Sowohl durch Sturz als auch durch reine Muskelaktion kann sie im Anfall die erste Luxation und ihre Wiederholungen herbeiführen. Die Angabe, daß es sich bei den betreffenden Patienten um Epileptiker handelt, findet sich in unserer Zusammenstellung 18mal. In einem Fall (Schüller) trat die erste Luxation während heftiger intra partum einsetzender Krämpfe auf, die offenbar urämischer, nicht epileptischer Natur waren.

Die Stärke der für die habituelle Luxation erforderlichen Gewalteinwirkung steht hinter der für die akute Luxation gewöhnlich notwendigen erheblich zurück. Im allgemeinen wird mit zunehmender Häufung der Rezidive die äußere Gewalt immer geringfügiger. So kamen die Rezidive schließlich vielfach schon zustande bei unvorsichtigen, aber noch in normalen Grenzen erfolgenden Bewegungen des Armes, namentlich nach oben und hinten (W. Müller-Franke Fall 15 und 17, Dreesmann-Grothe, Wendel Fall 2), bei unvorsichtigen Bewegungen im Bett, selbst während des Schlafes (Hildebrand Fall 2, Krumm, Verneuil-Ricard, Thomas Fall 2), beim Frisieren (W. Müller-Franke Fall 16), beim Anziehen des Überziehers (Dreesmann-Grothe, Verneuil-Ricard), beim Harmonikaspielen (Perthes), beim Emporwerfen des Armes, um eine Katze wegzujagen (Thomas Fall 3), beim Versuch in Ruhelage auf dem Sofa mit dem Arm ein Kissen unter dem Rücken hervorzuholen (W. Müller, Kohlhase Fall 2) u. a. m.

Unter diesen Umständen liegt die **Bedeutung der habituellen Luxation für die Arbeitsfähigkeit** klar auf der Hand.

Unmittelbar nach der Einrenkung einer wiederholten Luxation kann zwar das Gelenk ohne wesentlich schmerzende Veränderungen bleiben. Es können aber auch Schwellung und vermehrte Schmerzen auftreten, die noch eine ganze Zeit nach der Einrenkung andauern. So trug der zweite Patient von Perthes den Arm noch zwei Monate lang in der Schlinge, um schmerzhafte Bewegungen zu vermeiden.

Die eigentliche Zwischenzeit zwischen den einzelnen Rezidiven kann dabei schmerzfrei sein. Zuweilen traten aber auch bei ungewollt ausgiebigen Bewegungen des kranken Armes stechende oder reißende Schmerzen ein.

Manche Patienten klagen auch über häufig bei der Arbeit plötzlich auftretendes „Angst"- oder Schmerzgefühl in dem betroffenen Gelenk; häufig wohl mehr psychischer Natur infolge plötzlich über die Schwelle des Unterbewußtseins tretender Furcht vor der Reluxation, zuweilen wohl aber auch bedingt durch eine nicht zur Vollendung kommende Anfangsphase der Luxation.

Die von dem Leiden Betroffenen hüten sich infolgedessen häufig, den kranken Arm zu gebrauchen, namentlich ihn zu abduzieren. Sie werden dadurch für ihre Beschäftigung zum Teil minderwertig, zum Teil schließlich auch ganz arbeitsunfähig. Wenn jemand aus Furcht vor einer Wiederverrenkung seinen Arm an die Brust anbandagiert, wie es z. B. ein Patient von Thomas tat, so geht damit seine Gebrauchsfähigkeit für den größten Teil der Verrichtungen des täglichen Lebens verloren, und die Bedeutung des Leidens für seinen Träger tritt um so mehr hervor.

Die Pathogenese der habituellen Schulterluxation.

Für das Verständnis der Pathogenese der habituellen Schulterluxation und auch der für die Therapie wichtigsten Gesichtspunkte sei kurz an die

normale Anatomie des Schultergelenks

erinnert.

Das Schultergelenk gehört bekanntlich zu den Kugelgelenken. Sowohl die dem Schulterblatt angehörende Gelenkpfanne als auch der Oberarmkopf bilden Abschnitte einer Kugelfläche.

Die Gelenkpfanne ist sehr flach und erheblich kleiner als der Kopf, so daß sie ihn in ihrem sagittalen Durchmesser nur zu $^1/_3$, in ihrem senkrechten Durchmesser nur zu $^2/_3$ deckt. Das Labrum glenoidale, das sich rings an den Pfannenrand ansetzt, kann das Mißverhältnis zwischen Pfanne und Kopf nicht ganz ausgleichen und darf es auch nicht im Interesse der freien Beweglichkeit des Gelenkes.

Demselben Zweck ausgedehntester Bewegungsmöglichkeit dient auch die bei anderen Gelenken unbekannte Weite der Gelenkkapsel, die nach Hyrtl zwar einen zweimal größeren Gelenkkopf bequem aufnehmen, demselben aber dann nur beschränkte Beweglichkeit gestatten würde.

Von den Verstärkungsbändern ist das wichtigste das Ligamentum coraco-humerale, das vom äußeren Rand und der Basis des Processus coracoideus entspringt. mit einem hinteren Schenkel zum Tuberculum majus, mit einem vorderen Schenkel zum Tuberculum minus hinzieht und mit der Sehne des Musculus infraspinatus fest verwachsen ist. Es hält die Rotationsbewegungen des Armes in den notwendigen Grenzen und spannt die Kapsel bei herabhängendem Arm. Seine Widerstandskraft ist sehr erheblich und Kocher meint, es sei bei den Luxationen stets intakt. Andererseits gibt Joessel (Lehrb. d. topogr.-chir. Anat. 1, 15) an, daß es bei den meisten Luxationen zerrissen sei.

Von nicht minderer Wichtigkeit für die normale und pathologische Mechanik des Gelenkes sind die Muskeln. Die Außenrotatoren setzen sich an das Tuberculum majus — den lateralen Gelenkhöcker — an, und zwar der Supraspinatus an die obere, der Infraspinatus an die mittlere und der Teres minor an die untere Facette des Tuberculum. Als kräftiger Innenrotator wirkt der Musculus subscapularis, der sich an das mediale kleinere Tuberculum minus ansetzt.

Diese Muskeln sind in ihrem sehnigen Teil so fest mit der Gelenkkapsel verwachsen, daß sie sich von ihr nur künstlich und mit Mühe abpräparieren lassen, also in der Tat einen Bestandteil der Kapsel bilden, worauf besonders hingewiesen sei.

In ähnlicher Weise gehört unmittelbar zum Gelenk selbst die Sehne des langen Bicepskopfes, ohne daß sie aber für die habituelle Luxation Bedeutung gewinnt.

Weniger intensiven Zusammenhang mit der Gelenkkapsel hat der Musculus deltoideus, da er durch eine Schicht lockeren Bindegewebes von ihr getrennt ist. Von der Klavikula, dem Akromion und der Spina scapulae zur Impressio deltoidea des Oberarms herabziehend, liegt er der Kapsel in breiter Ausdehnung auf. Er bewirkt, zum Teil unterstützt vom Musculus supraspinatus, die Elevation des Armes bis zur Horizontalen und ist für die Pathologie und chirurgische Therapie der Schulterluxation von erheblicher Wichtigkeit.

Nicht in unmittelbarem Zusammenhang mit der Kapsel, sondern durch den Musculus subscapularis von ihr getrennt, ziehen am vorderen und medialen Teile des Gelenkes der kurze Kopf des Biceps und der Musculus coracobrachialis zum Processus coracoideus. Wegen ihrer chirurgisch-topographischen Bedeutung mögen sie hier mit erwähnt sein.

Die das Schultergelenk umgebenden Schleimbeutel haben teilweise eine erhebliche Bedeutung in der Lehre von den Schulterluxationen erlangt. Regelmäßig ist vorhanden die Bursa subacromialis oder subdeltoidalis zwischen Akromion und Deltoideus einerseits und der Sehne des Musculus supraspinatus bzw. der mit ihr verwachsenen Gelenkkapsel

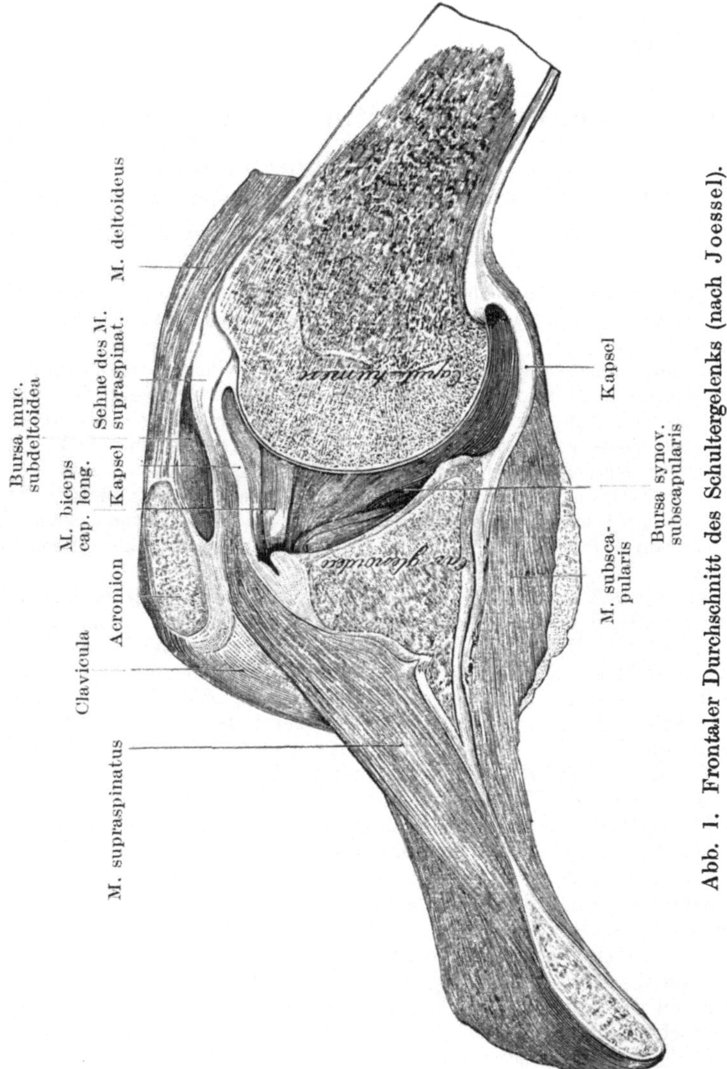

Abb. 1. Frontaler Durchschnitt des Schultergelenks (nach Joessel).

andererseits, ferner die Bursa subscapularis und die Bursa intertubercularis. Erstere befindet sich zwischen dem oberen inneren Teil des Condylus scapulae, dem hinteren Teile des Processus coracoideus und dem oberen Rande des Musculus subscapularis. Die Bursa intertubercularis liegt längs der Furche, durch welche die Sehne des langen Bicepskopfes aus der Gelenkhöhle heraustritt.

Eine Kommunikation zwischen der Bursa subdeltoidea bzw. subacromialis und der Gelenkfläche besteht unter normalen Verhältnissen nicht. Dagegen ist mit letzterer sowohl die Bursa subscapularis als auch die Bursa intertubercularis regelmäßig durch eine Öffnung verbunden. Die Kommunikation des Gelenkes mit der Bursa subscapularis ist für einen Finger bequem durchgängig.

Die Bursa subcoracoidea ist ebenso wie die manchmal unter den Sehnen des Musculus supraspinatus und infraspinatus gelegenen Schleimbeutel inkonstant und kommen für die hier zu erörternden Verhältnisse nicht in Betracht.

Die Abb. 1, dem Lehrbuch der chirurgisch-topographischen Anatomie von Joessel entnommen, gibt einen Überblick über die wesentlichsten in Betracht kommenden Verhältnisse.

Die eben geschilderte Beschaffenheit des Schultergelenks gewährleistet in hohem Maße eine ausgedehnte Beweglichkeit, die einen weit größeren Umfang als an jedem anderen Gelenk erreicht. Andererseits bedingt trotz aller Verstärkungseinrichtungen, als welche wir, teilweise wenigstens, die eben beschriebenen Muskeln und Bänder aufzufassen haben, die Flachheit der Pfanne und ihr Mißverhältnis zum Kopf, sowie die weite Gelenkkapsel eine erhebliche Gefahr — die verhältnismäßig leichte Trennung der Gelenkflächen bei Einwirkung stärkerer, in bestimmter Richtung angreifender Gewalt, also die verhältnismäßig häufig vorkommenden Luxationen. Machen doch gerade die Schulterluxationen etwa 50 $^0/_0$ der Gesamtluxationen aus.

Da die habituelle Schulterluxation aus einer ursprünglich erstmaligen traumatischen Luxation sich entwickelt und mancher Befund beiden gemeinsam ist, muß auf letztere, soweit nötig, eingegangen werden.

Die einfache traumatische Schulterluxation

tritt nicht als Luxation nach unten (Luxatio subglenoidalis) oder als Luxation nach vorn (Luxatio praeglenoidalis oder infracoracoidea) auf. Nur selten beobachtet man die Luxation nach hinten. Die übrigen seltenen Formen der Schulterluxation kommen hier nicht in Betracht.

Bei all diesen Luxationen kann man zwei große Gruppen pathologisch-anatomischer Befunde unterscheiden:

1. Die unter allen Umständen bei typischen Luxationen auftretenden Veränderungen.
2. Die komplizierenden Veränderungen am Gelenkapparat.

Unbedingt erforderlich im Sinne der ersten Gruppe ist bei der typischen Luxation der Kapselriß.

Zwar glaubte Malgaigne, ebenso wie Petit, Duverney, Chopart, A. Cooper u. a., daß auch eine sogenannte unvollkommene Luxation zustande kommen könnte ohne Kapselriß, also intrakapsulär. Es sollen sich dabei die Gelenkflächen nicht vollkommen voneinander entfernen, sondern noch teilweise aufeinander stehen. Der Widerstand der Kapsel sollte dann den Kopf daran hindern, vollkommen aus der Pfanne herauszugleiten, andererseits sollte die Wirkung der Muskeln ihm die Rückkehr in dieselbe nicht gestatten.

Broca und Hartmann haben die Unhaltbarkeit dieser Ansicht von der unvollkommenen Luxation ohne Kapselriß nachgewiesen. Nach ihnen leugnete schon Hippokrates die Möglichkeit der inkompletten Luxation, weil er nicht verstehen konnte, wie der runde Gelenkkopf auf dem Pfannenrande stehen bleiben könne, ohne von demselben wieder abzugleiten — entweder nach außen oder in die Gelenkpfanne zurück. Während in späterer Zeit Anger, Velpeau, Panas u. a. m. die Möglichkeit einer solchen inkompletten Luxation wenigstens unter gewissen Umständen zugeben, weist sie Günther vollkommen zurück. Er meinte, es handle sich bei diesen, soweit man sie durch Sektion stützen konnte, um veraltete Luxationen, bei welchen der Gelenkkopf durch Druck den Hals der Skapula zur Resektion gebracht hat, so daß die neue Gelenkhöhle noch mit der alten zusammenhängt und die Illusion einer Luxatio incompleta erweckt wird (nach Bach). Daß es sich bei den sogenannten intrakapsulären Luxationen in Wirklichkeit um extrakapsuläre handle, wurde Broca und Hartmann zur Gewißheit auf Grund eines Falles, der zur Sektion kam und bei dem sich ein Abriß des Labrum glenoidale vorfand, welches mit der angrenzenden Periostpartie des Collum scapulae in Zusammenhang geblieben war. Auf diese Weise wurde eine weite, anscheinend nicht eingerissene Gelenkkapsel vorgetäuscht. Der Kopf befand sich scheinbar innerhalb derselben, während er in der Tat durch die durch den Abriß des Labrum glenoidale bedingte Lücke aus dem Gelenk herausgetreten war. Auf Grund dieses Falles und andere der älteren und neueren Literatur (Perthes, Thomas, Seidel u. a. m.), auf welche später noch eingehender zurückzukommen ist, kann man annehmen, daß es eine inkomplette Luxation ohne Kapselriß tatsächlich nicht gibt und daß zum Zustandekommen einer jeden akuten traumatischen Luxation — die pathologischen Luxationen sind natürlich anders zu bewerten — ein Kapselriß gehört.

Bei den einzelnen Formen der traumatischen Luxation haben diese Kapselrisse typischen Sitz.

Bei der Luxatio subglenoidea finden wir den Riß an der unteren Kapselpartie, welche dem bei Hyperelevation bzw. Hyperabduktion andrängenden Gelenkkopf um so eher nachgibt, als sie hier durch Muskeln und Bänder nicht verstärkt wird, dem Kopf also der Durchtritt durch den Zwischenraum zwischen unterem Rand des Musculus subscapularis und dem langen Kopf des Musculus triceps verhältnismäßig leicht gemacht wird. Gleitet der Kopf infolge Muskelwirkung durch diesen Riß etwas mehr nach oben und innen unter den Processus coracoideus, so entsteht aus der Luxatio subglenoidalis die Luxatio subcoracoidea.

Bei letzterer kann aber auch, wie bei den übrigen Luxationen nach vorn (Luxatio infracoracoidea, subscapularis, serrato-scapularis, subclavicularis) der Kapselriß mehr nach oben, nach dem Processus coracoideus zu, liegen, und zwar unter dem Musculus subscapularis, der mit der Kapsel zusammen einreißt.

Bei den Luxationen nach hinten liegt der Kapselriß unter dem Musculus infraspinatus und Musculus teres minor, wo der Kopf hervortritt, um sich unter das Akromion oder die Spina scapulae zu stellen.

Fast ebenso unerläßlich für das Zustandekommen der Luxation wie den Kapselriß hält Pitha das Zerreißen der der Luxationsrichtung antagonistischen Schultermuskeln. Er meint von ihnen: „Wenn auch die Kapsel schon zerreißt, so gestatten sie, wie man sich an der Leiche überzeugen kann, noch immer nicht den Austritt des Gelenkkopfes aus der Pfanne, sondern halten ihn am Rande fest, bis die luxierende Gewalt endlich ihren Zusammenhang mit dem Humerus trennt.

Joessel glaubt ebenfalls, daß am Lebenden sich die Muskeln der Verschiebung des Kopfes widersetzen, so daß er die Pfanne nicht verlassen kann, bevor sie abgerissen sind. Dabei sollen die Muskeln, da sie fest an der Kapsel haften, den korrespondierenden Teil der letzteren mitnehmen. Auf diese Weise soll an dieser Stelle nach Joessel ebenfalls ein Kapselriß entstehen, unabhängig von dem Kapselriß an der Durchtrittsstelle des Kopfes, so daß wir also bei jeder Luxation eigentlich zwei Kapselrisse erwarten müssen. Er beschreibt einen in dieser Beziehung sehr lehrreichen Fall (Z. f. Chir. **13**, 178).

Bei einem an Schädelverletzung Verstorbenen fand sich eine frische Humerusluxation. Der Supra- und Infraspinatus, sowie der Subscapularis waren mit der Kapsel vom Humeruskopf abgerissen. Supra- und Infraspinatus und mit ihnen der betreffende Teil der Gelenkkapsel hatten sich hinter das Akromion, weniger weit hatte sich der Subscapularis zurückgezogen.

Ähnliche Verhältnisse hat Malgaigne angegeben (Traité T. II. 513 u. 514).

Auch bei den Luxationen nach hinten kommen Muskelabreißungen vor, wie A. Cooper in einem Falle feststellen konnte, in welchem der Musculus subscapularis am Gelenkkopf abgerissen und an der Fossa glenoidalis wieder angewachsen war.

Mit diesem Abriß der antagonistischen Muskeln rechnen die meisten älteren und neueren Autoren. Roser allerdings legte den Muskeln überhaupt nur geringere Bedeutung für die Mechanik der Schulterluxation bei. Er will in der Mehrzahl der Fälle den Subscapularis und auch die anderen Muskeln unverletzt gefunden haben. Auch Thomas wendet sich neuerdings gegen die Bedeutung der Muskelabrisse und gegen die Befunde von Joessel.

Will man nun auch die Frage nicht endgültig entscheiden, ob die Muskelabreißungen unbedingt erforderlich sind für eine Luxation oder nicht — soviel ist jedenfalls sicher, daß sie sehr häufig bei Schulterluxationen angetroffen werden. So bilden sie zum mindesten einen Übergang zu der zweiten der beiden oben erwähnten großen Gruppen von pathologisch-anatomischen Veränderungen, die bei Schulterluxationen gefunden werden, nämlich zur Gruppe der Komplikationen am Gelenkapparat.

Der, wie oben erwähnt, sicher häufige Abriß der Muskeln führt nämlich nicht nur zum Abriß des korrespondierenden Kapselteiles im Sinne Joessels, sondern auch zum Abriß der Ansatzpunkte der Muskeln bzw. ihrer Sehnen am Knochen. So reißen bei der Luxation nach vorn bzw. unten die der Luxationsrichtung antagonistischen Außenrotatoren des Tuberculum majus ab — bald größere oder kleinere Facetten, bald den ganzen Knochenvorsprung. Bei den sehr viel selteneren Luxationen nach hinten folgt dem Musculus subscapularis als Innenrotator zuweilen das Tuberculum minus.

Gurlt (Handbuch der Knochenbrüche) stellte aus der Literatur 30 Sektionsbefunde zusammen, in denen sich bei Humerusluxation vollständige oder unvollständige Abrisse des Tuberculum majus vorfanden.

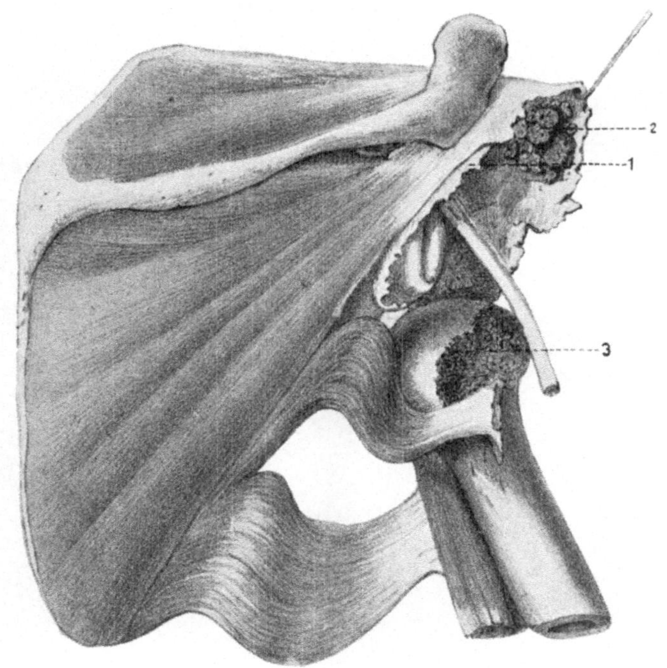

Abb. 2 (nach Joessel). Der Humeruskopf hat den M. subscapularis eingerissen, nach oben verdrängt und steht zwischen ihm und dem langen Kopf des M. triceps direkt unter der Cavitas glenoidea. Die Kapsel ist vom Humeruskopf abgerissen und hängt beträchtlich zerfetzt an der Cavitas glenoidea. Die obere und mittlere Facette des Tub. maj. sind mit der Sehne des M. supra- und infraspin. abgerissen (bei 1 und 2). Entsprechender Knochendefekt am Caput humeri (bei 3). Er reicht nach innen bis an den Sulcus intertubercularis, so daß ein Teil der Furche mit abgerissen ist und die gut erhaltene Bizepssehne auf der rauhen Fläche gleitet.

Joessel (Zeitschr. f. Chir. 4, 124 ff.) beschrieb einen Fall von frischer Luxation, bei welchem die Sektion einen Abriß der oberen und mittleren Facette des Tuberculum majus ergab, die beide als unregelmäßige Knochenstücke an der Sehne des Musculus supra- und infra-spinatus hängen geblieben waren.

Abb. 2 gibt die instruktive Abbildung Joessels wieder.

In zwei weiteren Fällen war bei der an und für sich sehr seltenen Luxation nach hinten das Tuberculum minus abgerissen, und zwar in dem einen Fall ohne daß der Musculus subscapularis vollkommen vom Knochen getrennt war (Abb. 3 u. 3a), während in dem anderen Falle dieser Muskel und der darunter gelegene Teil der Kapsel nicht mehr mit dem Humeruskopf in Zusammenhang standen.

In drei weiteren Fällen von veralteter Luxation, die für die Frage des anatomisch-pathologischen Befundes bei der frischen Luxation natürlich ebenfalls beweiskräftig sind, fand sich gleichfalls ein Abriß des Tuberculum majus. In dem einen dieser Fälle war es nach außen und etwas tiefer vom Tuberculum minus am Humeruskopf wieder knöchern angeheilt. Im zweiten Falle war das früher abgerissene Tuberculum majus am Humeruskopf wieder angewachsen, aber vom Sulcus intertubercularis $2^1/_2$ cm nach hinten entfernt auf derselben horizontalen Linie wie das Tuberculum minus. Im dritten Falle war das Tuberculum majus als unregelmäßiger Höcker an normaler Stelle wieder angewachsen.

Kocher fand in einem Falle von veralteter Luxation, der 6 Monate nach der Verletzung zur Sektion kam, ein vom Tuberculum majus in den Musculus supraspinatus hineingehendes, 2 cm langes Knochenstück, offenbar das teilweise abgebrochene Tuberculum majus. Unter acht weiteren Fällen von veralteter Luxation, die zur Operation kamen, fand er 6mal eine Absprengung des großen Gelenkhöckers.

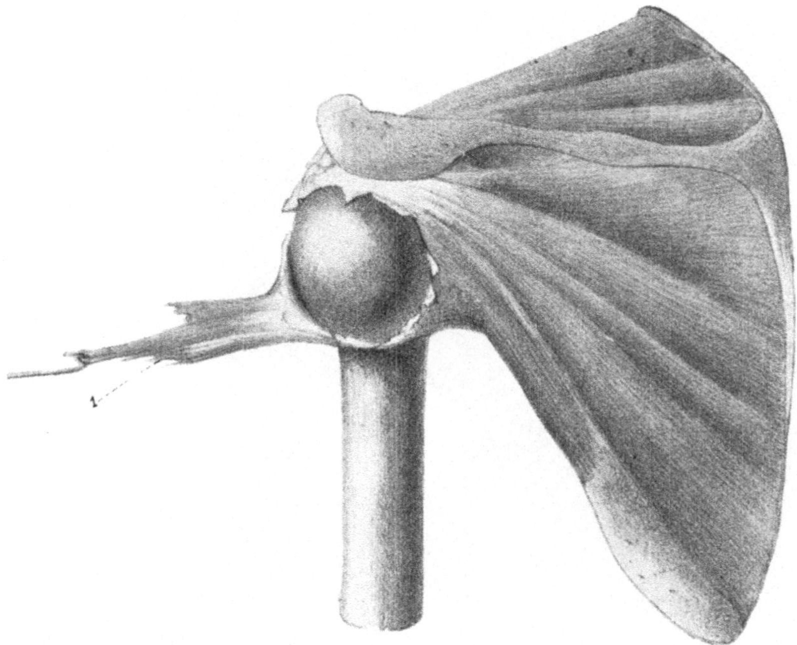

Abb. 3 (nach Joessel).   Luxation nach hinten mit Abriß des Tub. min. Ansicht von hinten. Der Humeruskopf ist durch den M. teres min. hindurchgetreten.   Ein Teil des Muskels bleibt als länglicher, unregelmäßiger Lappen an der unteren Facette des Tub. maj. hängen (1). Der aus dem Gelenk getretene Humeruskopf ist direkt nach außen gerichtet und steht unter dem Akromion.   Der M. supra- und infraspinatus sind unversehrt.   Die Kapsel zeigt an ihrer äußeren Seite einen dreieckigen Riß, gerade groß genug, um den Kopf hindurchtreten zu lassen.

Auch in der neueren Literatur finden sich nicht allzu selten Angaben über Abrisse des Tuberculum majus. Es seien nur erwähnt Erps, Japiot, Jeannel, Keen.

Die komplizierenden Verletzungen bei der Schulterluxation treffen aber nicht allein die Muskeln und den Humeruskopf, sondern auch die Pfanne. Absprengungen am inneren Pfannenrand werden nicht allzu selten beobachtet. So berichtet Joessel (Zeitschr. 4. Fall 1), daß neben dem Abriß des Tuberculum majus am breitesten Teil der Cavitas glenoidea der Knorpel zerstört, die Knochenwand ein wenig eingebrochen gewesen sei. Malgaigne erwähnt fünf Fälle von Luxation nach vorn mit Abbruch des vorderen Pfannenrandes. Bardenheuer war dreimal in der Lage, bei einer Luxation nach innen intra vitam die Absprengung des inneren Randes der Cavitas glenoidalis zu diagnostizieren. Er konnte in jedem Falle den luxierten Kopf nach Belieben durch Druck von hinten nach vorn resp. umgekehrt ein- und ausrenken und jedesmal hatte er dabei genau in der Gegend des inneren Gelenkumfanges das Gefühl der Krepitation.

Kocher fand in zwei seiner oben erwähnten Fälle, daß der vordere Pfannenrand gebrochen, dabei einmal auch erweicht war.

Konnte man früher nur auf dem Wege der blutigen Operation oder der Sektion genauen Aufschluß über die komplizierenden Vorgänge bei der Humerusluxation bekommen, so ist uns neuerdings durch das Röntgenverfahren ein Mittel in die Hand gegeben, in einfachster Weise diese Veränderungen festzustellen. Und da ergibt sich denn, daß diese Vorgänge durchaus nicht selten, ja sogar ganz gewöhnlich sind.

Perthes fand z. B. in 10 Fällen von frischer erstmaliger Luxatio humeri subcoracoidea 6mal auf dem Röntgenbilde Absprengungen oder Abrisse vom Tuberculum

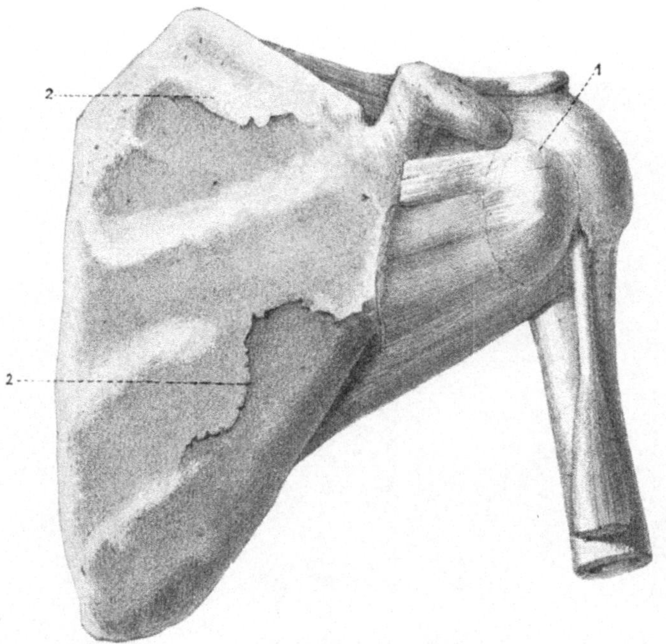

Abb. 3a (nach Joessel).   Luxation nach hinten mit Absprengung des Tub. min.   Ansicht von vorn.

Die Sehne des M. subscapularis ist nicht gänzlich vom Knochen abgerissen; aber unter dem Muskel und dicht neben der Bicepssehne fühlt man ein unregelmäßiges, bewegliches Knochenstück, das Tub. minus, welches bis in den Sulcus intertubercularis hinein abgerissen ist (bei 1). Der größte Teil des abgerissenen Tub. min. ist in 2 Fragmenten von unregelmäßiger Form an der Sehne des Musc. subscapularis hängen geblieben. Die Bicepssehne ist erhalten und verläuft nach oben auf der rauhen Bruchfläche, welche das abgerissene Tub. min. hinterlassen hat.   An der Skapula sind 2 unregelmäßige Fissuren zu bemerken (bei 2).

majus. Sie waren zuweilen nur linsen- oder erbsengroß, zuweilen war aber auch das ganze Tuberculum abgerissen.

Japiot weist darauf hin, daß das Tuberculum majus trotz leichter Repositionsmöglichkeit der Luxation gar nicht selten abgerissen ist und das Röntgenverfahren zur Diagnose dieser Komplikation ausgedehnt angewendet werden sollte.

Keen erfuhr durch Umfrage bei den ihm bekannten 6 Röntgenärzten, daß sie innerhalb 4—5 Jahren 21 unkomplizierte und 18 andere Humerusluxationen mit Komplikationen, Abrissen des Tub. maj. usw. gesehen hätten.

Ich selbst habe den Abriß des Tuberculum majus bei frischer Luxation mehrfach festgestellt. Abb. 4 zeigt das Röntgenbild eines solchen Falles. Das Tuberculum majus ist weit von dem luxierten Kopf entfernt, fast in toto losgerissen. Abb. 5 zeigt einen flachen, kalottenförmigen Abriß. Wichtig für die Beurteilung ist, daß die Bruchstelle auf den nach der Einrenkung angefertigten Kontrollbildern nicht zu sehen war. Zur sicheren Feststellung der komplizierenden Knochenveränderungen bei der Schulterluxation ist also eine Röntgenaufnahme im verrenkten Zustande erforderlich.

Ähnliche Erfahrungen liegen wohl in allen größeren Kliniken vor und die Ansicht, daß es sich bei dem Abriß des Tuberculum majus um eine gewöhnliche Komplikation schon der erstmaligen traumatischen Luxation handele, erscheint gerechtfertigt.

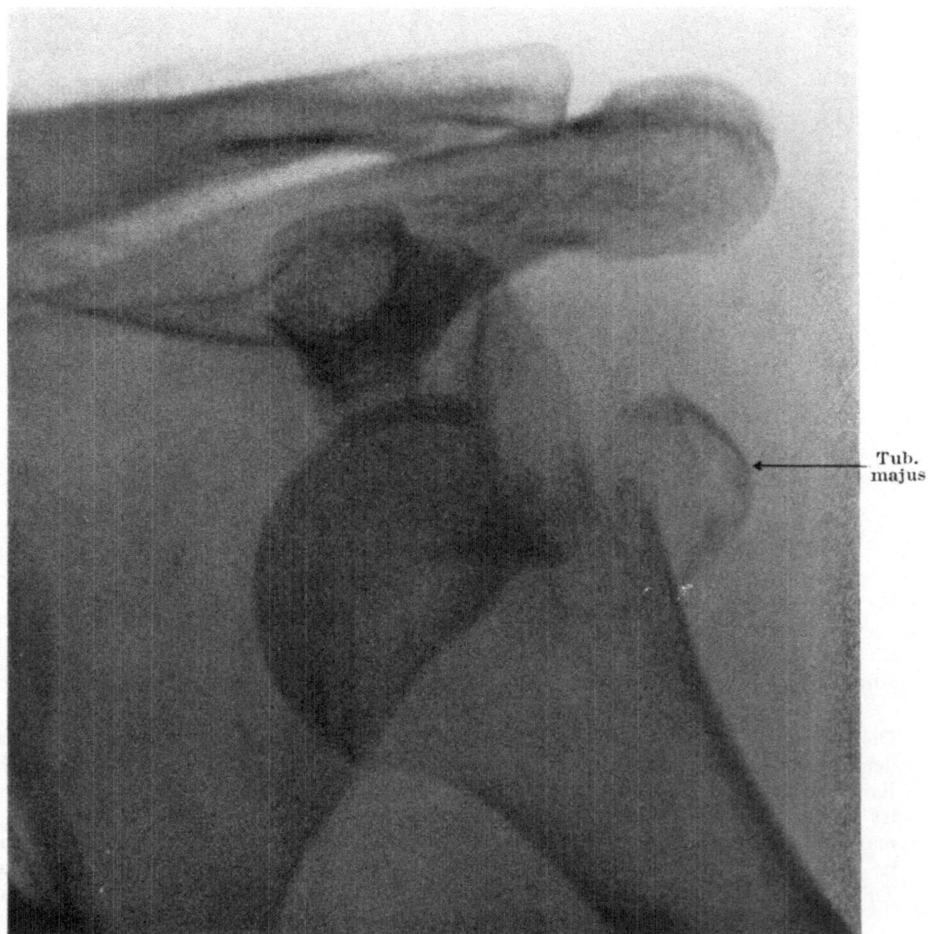

Abb. 4. Luxatio subcoronoidea des Tub. majus ist abgerissen.

Dieselben Beobachtungen sind bei der Luxation nach hinten mit dem Tuberculum minus gemacht, und v. Pitha hält den Abriß des letzteren bei der Luxation nach hinten für ebenso konstant wie den Abriß des Tuberculum majus bei der Luxation nach vorn.

Alle weitergehenden Komplikationen der Schulterluxation sind für die habituelle Luxation von untergeordneter Bedeutung und sollen daher übergangen werden.

Zusammenfassend können wir also über den anatomischen Befund bei der erstmaligen traumatischen Luxation sagen:

1. Es ist stets ein Kapselriß erforderlich.

2. Es kommen nicht allzu selten Komplikationen vor, und zwar
   a) durch Abreißen der der Luxationsrichtung antagonistischen
   Schultermuskeln, wobei zuweilen auch Kapselteile mitgerissen
   werden und so ein zweiter Kapselriß entsteht;

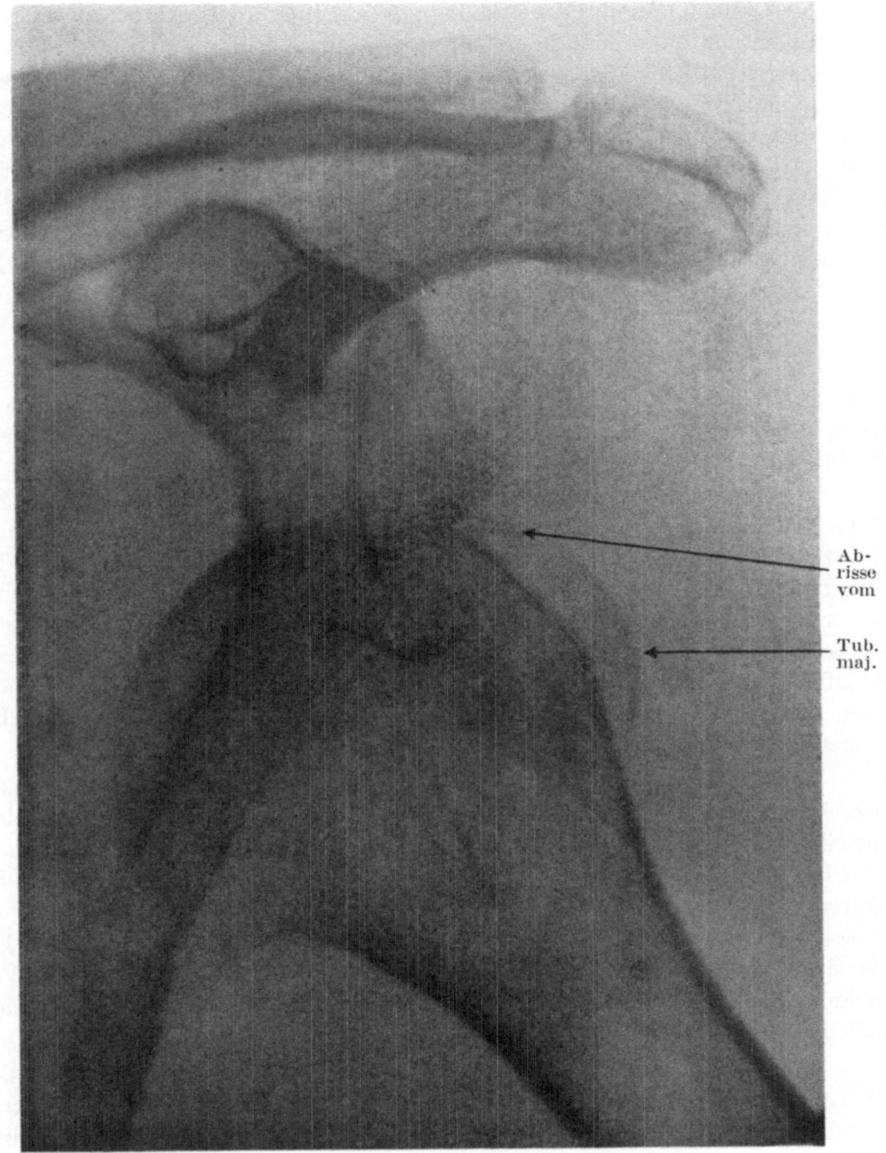

Abb. 5. Luxatio subglenoidea. Flache Abrisse vom Tub. majus.

   b) durch Abriß bzw. Absprengung der Gelenkhöcker, speziell des
   Tuberculum majus;
   c) durch Absprengungen vom Pfannenrand.

Der pathologisch-anatomische Befund bei der habituellen Schulterluxation.

Im allgemeinen werden, wie wir an der weitaus größten Zahl aller uns zur Beobachtung kommenden Fälle sehen, die bei der Luxation erlittenen anatomischen Schädigungen des Gelenkapparates nach regelrechter Einrenkung vollkommen zur Ausheilung kommen, so daß eine Störung der Gelenkmechanik nicht eintritt. Bleibt aber eine derartige „normale" Heilung aus, hinterlassen die anatomischen Schädigungen des Gelenkapparates mehr oder weniger deutliche Veränderungen im Gelenkaufbau, so kann hierin eine Begünstigung des Zustandekommens erneuter Luxationen erblickt werden. In der Tat werden wir sehen, daß sich die pathologisch-anatomischen Befunde bei der habituellen Luxation auf die typischen Befunde bei der einfachen traumatischen Luxation zurückführen lassen. Wir können bei der habituellen Luxation folgende pathologisch-anatomischen Feststellungen machen.

1. Veränderungen an der Gelenkkapsel.

Die Kapsel, welche in der Pathologie der erstmaligen Luxation eine so große Rolle spielt, ist bei der habituellen Luxation von nicht geringerer Wichtigkeit.

Über den für die einfache traumatische Luxation notwendigen frischen Kapselriß wird bei der habituellen Luxation allerdings nur einmal berichtet. Ein Patient W. Müllers (Kohlhase S. 15), welcher in einem Jahre fünf Luxationen erlitten hatte und durch einen vier Stufen hohen Fall von einer Leiter eine leicht zu reponierende 6. Verrenkung (Luxatio axillaris) davontrug, wurde am Tage nach dieser letzten Luxation operiert. Es fand sich eine sehr schlaffe und erweiterte Kapsel, die an der Vorderseite einen größeren Riß aufwies, ferner Bluterguß ins Gelenk und die Weichteile als Ausdruck der eben überstandenen Verletzung.

Im übrigen finden sich in der Literatur keine Angaben über frische Kapselrisse bei der habituellen Luxation. Das schließt aber nicht aus, daß solche zuweilen vorkommen. Der Befund an dem betreffenden Gelenk wird ja operativ oder bei der Sektion fast immer erst erhoben, wenn schon längere Zeit seit der letzten Luxation verstrichen ist, die unmittelbaren Folgen derselben also beseitigt sind. Der obige Fall Müllers ist eine Ausnahme, ebenso wie der Fall Wendels und mein eigener dritter Fall, den ich wenige Stunden nach der Verrenkung noch in luxiertem Zustande operierte. Sowohl Wendels wie mein Fall weisen keinen frischen Kapselriß auf.

Wir werden gleich Vorgänge kennen lernen, welche den frischen Kapselriß bei den Reluxationen — im Gegensatz zur erstmaligen Luxation — wenn er auch öfter als beobachtet vorkommen mag, nicht erforderlich erscheinen lassen und seine Abwesenheit bei den allermeisten zur Operation oder Sektion gekommenen Fällen erklären.

Ein alter Kapselriß bzw. die Spuren eines solchen müssen bei der habituellen Luxation nach dem, was im vorhergehenden über die einmalige traumatische Luxation gesagt ist, allerdings erwartet werden, da die habituellen Luxationen ja gewöhnlich aus den traumatischen Luxationen hervorgehen.

Er kann natürlich unter günstigen Verhältnissen so gut ausheilen, daß ohne genaue anatomische Untersuchung, wie sie bei Operationen nicht immer möglich ist, seine frühere Existenz nicht festgesetllt werden kann. Das müssen wir bedenken, wenn wir in einzelnen Fällen, wie bei Kramer u. a. m. die Angabe finden, daß kein Kapselriß vorgelegen hätte, womit meist wohl auch nur gesagt sein soll, daß kein frischer Kapselriß vorlag.

Andererseits können aus der Ausheilung des erstmaligen alten Kapselrisses Verhältnisse hervorgehen, welche für die Reluxation bzw. für die Entstehung der habituellen Luxation von großer Wichtigkeit sind. Die exakten Untersuchungen Joessels haben gezeigt, daß der Kapselriß durchaus nicht, wie wünschenswert, linear und fest zu verheilen braucht. An 9 Schultergelenken von 8 Personen, welche habitueller Luxation unterworfen waren — von 5 schließt Joessel dies nur aus dem autoptischen Befunde, während anamnestische Angaben nicht vorhanden waren — stellte er Veränderungen an der Kapsel fest, welche zum Teil an der unteren Durchtrittsstelle des Kopfes, zum Teil an der Stelle seines oberen Kapselrisses entstanden waren, der, wie wir gesehen haben, durch Abreißen der Außenrotatoren zustande kommt.

An fast allen Präparaten fand Joessel an der unteren Zirkumferenz der Kapsel, an der Stelle des unteren Kapselrisses schwache durchsichtige Stellen mit narbigem Gewebe, während hier die Kapsel in normalem Zustande dick und fest zu sein pflegt.

Joessel fand dann weiter in zwei Fällen einen Defekt der Kapsel unter dem Musculus coracobrachialis und ist geneigt, ihn auf den früheren Kapselriß zurückzuführen. In vier weiteren Fällen (Präparat 2, 4, 6, 8) finden sich am unteren Rande des Musculus subscapularis, zum Teil auch von ihm bedeckt, derartige Defekte in einer schwachen, durchsichtigen Kapselpartie. Wenn diese Öffnungen bei der Autopsie auch nicht groß genug waren, um dem Kopf den Durchtritt zu gestatten, so ist nach Joessel doch wohl anzunehmen, daß sie die Reste eines größeren Kapselrisses sind, der unter geringer Narbenentwicklung nicht völlig zum Schluß gekommen ist. Neben einer Schwächung der betreffenden Kapselpartie bewirkt aber diese Diastase eine gewisse Erweiterung der Kapsel, und zwar in demselben Verhältnis, als die Rißränder voneinander entfernt geblieben sind.

Großes Gewicht legt Joessel dem anderen Kapselriß bei, der, wie wir oben gesehen haben, durch Abreißen der Muskeln, namentlich der Außenrotatoren, entsteht. Er sitzt meist in den oberen, vorderen Partien der Kapsel. In seinen 9 Präparaten von habitueller Luxation fand Joessel nun, daß die abgerissene Sehne und das mitabgerissene Kapselstück nicht wieder mit der normalen Stelle vereinigt waren. Der ganze große Kapseldefekt, der durch die Retraktion der Muskeln entstanden war, hatte sich durch Narbengewebe ausgefüllt, so daß eine Art Kapselneubildung daraus resultierte. Der neugebildete Kapselteil hatte sich aus dem subdeltoidalen Zellgewebe entwickelt, das, wie wir oben gesehen haben, zwischen Auswärtsrollern und Deltoideus liegt und nach dem Zurückweichen der Auswärtsroller die einzige Zwischenschicht zwischen Kopf und Deltoideus bildet. Der Kopf trat somit in direkten Kontakt mit der Unterfläche des Akromion und dem subdeltoidalen Bindegewebe. Die aus letzterem gebildete Kapsel war dünn und faserig und setzte sich nicht an die obere Zirkumferenz der Pfanne, sondern an den vorderen Rand

des Akromion an. Die akromiale Partie des Deltoideus war in allen Fällen
Joessels intim mit der Kapsel verwachsen, an zwei Präparaten bildete der
Muskel sogar einen Teil der oberen Kapselwand. Zur Bildung der neuen
Kapselhöhle trug besonders der subdeltoidale (subakromiale) Schleimbeutel
bei, der, regelmäßig vorhanden, nach dem Abriß der ihn normalerweise vom
Gelenk völlig trennenden Sehne des Supraspinatus in breite abnorme Kommu-
nikation mit dem Gelenk trat und den subakromialen Teil der Kapsel her-
stellen half.

Abb. 6 läßt die wichtigsten Punkte der Joesselschen Darlegungen erkennen. Es besteht dicht vor dem Akromion (a) eine Lücke in der Kapsel,

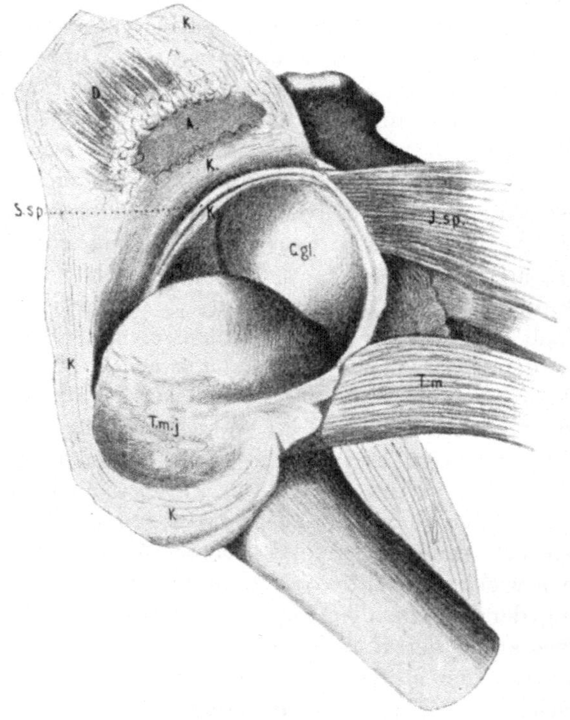

Abb. 6 (nach Joessel). Habituelle Schulterluxation.
A Akromion. C. gl. Cav. glenoidea. D Deltoideus. I. sp. M. infraspinatus. K Kapsel.
S. sp. M. supraspinatus (abgerissen). T. m. M. teres minor. T. m. j. Tuberculum majus.

die durch den tieferen Teil des Deltoideus (D) ausgefüllt wird, so daß der Muskel
einen Teil der oberen Kapselwand bildet. Musculus supra- und infraspinatus
sind vom Tuberculum majus abgerissen mit der hinteren Partie der Kapsel
verwachsen, atrophisch-fettig degeneriert. Nach oben setzt sich die Kapsel
an das Akromion an, so daß der Humeruskopf in direkten Kontakt mit der
Unterfläche des Akromion zu stehen kommt. Letztere bildet also einen inte-
grierenden Teil der Gelenkhöhle. Um das Akromion herum befinden sich ver-
größerte Gelenkzotten.

Auf diese Weise kommt infolge der mangelhaften Verheilung der Kapselrisse eine Erweiterung der Kapsel zustande, welche recht erheblichen Umfang

erreichen kann. So konnte Joessel in die neugebildete Kapsel seiner ersten beiden Präparate bis 70 ccm Quecksilber injizieren, während der Normalgehalt des Schultergelenkes eines kräftigen Mannes bei der gleichen Technik 28 ccm betrug.

Nicht so genaue Mitteilungen, wie sie Joessel auf Grund seiner exakten Leichenuntersuchungen machen konnte, aber immerhin doch für die Beurteilung des Endresultates, nämlich der Kapselerweiterung, brauchbare Angaben finden wir auch sonst mannigfach in der Literatur.

So fehlte auch in dem Fall, den Gregoire neuerdings beschreibt, die Kapsel unter dem Deltoideus.

In einigen zur Operation gelangten Fällen wird die Angabe gemacht, daß der andere Abschnitt der Gelenkkapsel ausgedehnt gewesen sei, daß es sich gewissermaßen um eine hernienartige Ausstülpung des Gelenkes gehandelt habe (Samosch, v. Mikulicz, Samter). Thomas berichtet in seinem Fall 1 von einem alten Kapselriß parallel dem vorderen und unteren Pfannenrand; die Ränder des Risses sind nicht vereinigt. Der äußere Rand des Risses steht durch neugebildetes, unter dem Musculus subscapularis befindliches Narbengewebe mit dem Pfannenrand in Zusammenhang, so daß sich eine beträchtliche Kapselerweiterung ergab. Der innere obere Rand des alten Kapselrisses ragt geschrumpft in den erweiterten neuen Gelenkraum hinein.

In anderen Fällen lag eine Erweiterung der Kapsel in toto vor. Das berichten Ricard, Steinthal, Grothe-Dreesmann, J. Müller-Kronacher, Krumm, Francke-W. Müller (Fall 16), Telford, Werndorff, Thomas, Gerster, Burrel und Lovett, Willmanns, Seidel (Fall 1) u. a. m. Vgl. Tabelle.

In diesen letztgenannten Fällen war ein anderer Befund als der der Kapselerweiterung nicht festgestellt worden. Inwieweit dieser Befund angreifbar ist, ob er wirklich mit Recht so häufig erhoben werden kann wie angegeben ist, ob er nicht vielmehr häufig mit anderen abnormen Befunden vergesellschaftet ist, das ist eine andere Frage, die für die Mechanik der habituellen Luxation von erheblicher Wichtigkeit ist und die später erörtert werden soll.

2. Veränderungen an den Schultermuskeln.

Wieder findet sich — und zwar in den meisten Fällen von habitueller Schulterluxation — neben dieser Kapselerweiterung, zuweilen aber auch ohne solche, eine Beteiligung des übrigen Gelenkapparates, die wir zum Teil schon oben bei der Besprechung der Entwicklung der Kapseldilatation kennen gelernt haben.

Zunächst kommt der Abriß von Muskeln, schon bei der einfachen Luxation, wie wir sehen, ein gewöhnlicher Vorgang, auch bei der habituellen Luxation nicht selten vor. Joessel konnte von seinen 9 Leichenpräparaten nachweisen, daß der Musculus supra- und infraspinatus von ihrer Ansatzstelle am Tuberculum majus abgerissen waren. Sie hatten sich zum Teil hinter das Akromion zurückgezogen und waren nur noch mit dem hinteren Rande der Kapsel verwachsen. Aber auch in anderen Fällen, in denen sie nicht so weit zurückgewichen waren, hatten sie immer noch eine falsche Insertion. Fast jedesmal fand sich Verfettung der Muskulatur. In einem Falle war außerdem der Musculus subscapularis von seiner Insertion abgerissen. In zwei weiteren Fällen war die Sehne des langen Bicepskopfes zerrissen, in einem dritten Falle zeigten sie Spuren vorangegangener Luxation. Auch Bardenheuer sah Abreißung der Außenrotatoren ohne Verletzung ihrer Ansatzpunkte, ebenso Dehner und W. Müller (Francke Fall 18). Weiter fand W. Müller (Kohlhase Fall 1) Abreißung des Teres minor von seinem Ansatz an der Kapsel, und auch Perthes sah in seinen beiden ersten Fällen einen Abriß des Musculus supra- und infraspinatus bzw. des letzteren allein. Thomas möchte die Richtigkeit dieser Beobachtungen in Zweifel ziehen — gegenüber so geübten Beobachtern doch wohl mit Unrecht.

3. Absprengungen und Abrisse am Oberarmkopf.

Erhebliche Veränderungen finden wir nicht selten an den knöchernen Gelenkteilen. Häufig nehmen die Muskeln, wie bei der einfachen traumatischen Luxation bei dem eben geschilderten Abreißen auch ihre Ansatzpunkte mit. Wir finden dann an den entsprechenden Stellen statt der normalen Konturen mehr oder weniger ausgedehnte Defekte. In der Hauptsache kommt die Insertionsstelle der Außenrotatoren — das Tuberculum majus — in Betracht, das entweder ganz oder mit einzelnen Lamellen durch die Muskeln abgerissen werden kann.

Joessel sah unter seinen 9 Fällen dreimal einen Defekt am Tuberculum majus; fünfmal fand sich an der Stelle der abgerissenen Muskeln eine rauhe Fläche; nur einmal erwähnt er ausdrücklich, daß sich kein Knochendefekt vorfand.

Am Lebenden konnten derartige Defekte mehrfach bei Gelegenheit von Operationen oder schon vor denselben durch das Röntgenbild festgestellt werden. So fand Perthes auf den Röntgenbildern seiner beiden ersten Fälle Abflachung und Rauhigkeit in der Gegend des Tuberculum majus, die den entsprechenden Befunden Joessels an der Leiche ähneln und den Stellen entsprechen, von welchen die Außenrotatoren offenbar unter Mitnahme dünner Knochenlamellen abrissen. Wendel konnte in seinem zweiten Falle einen Abriß des Tuberculum majus feststellen, und ich selbst habe den gleichen Befund in meinem zweiten Fall erhoben. Abb. 7 zeigt deutlich den Defekt des Tuberculum majus. Hinter dem Gelenk befindet sich ein Knochenschatten, wahrscheinlich das abgesprengte Tuberculum majus. Außerdem findet sich noch ein kleinerer freier Gelenkkörper. Ähnliche Röntgenbefunde teilen Perthes (Fall 2), Wilmanns (Fall 1) und Schultze (Fall 2) mit.

Es finden sich dann weiter auch Defekte am Kopf, die nicht auf Muskelriß zurückzuführen sind, wohl aber anderweitige traumatische Genese haben müssen.

Im Falle von Cramer fand sich ein Gelenkkörper von unregelmäßiger Gestalt, etwa 1 cm in seiner größten Ausdehnung messend, von glatter Oberfläche. Er bestand im Innern aus Knochengewebe, das stellenweise von Knorpel bedeckt und von einer Schicht faserigen Bindegewebes nach außen abgeschlossen war. Der Gelenkkörper hing an einem ganz dünnen fibrösen Faden von etwa 2 cm Länge an dem hinteren Rande der Cavitas glenoidea.

Am hinteren äußeren Teile des Kopfes, vom hinteren Rande des Tuberculum majus, da wo die Kapsel sich ansetzt, anfangend, fehlte ein ziemliches

Stück der Gelenkfläche und fand sich hier statt der Wölbung eine Ausbuchtung. Der Defekt maß $^3/_4$ cm in der Dicke, 4 cm in der Länge von oben nach unten, 2 cm in der Breite. Aus der überknorpelten Fläche des Kopfes schien auf diese Weise ein Segment von etwa $^1/_3$ der Radiuslänge ausgeschnitten.

W. Müller fand in seinem Fall (Francke Fall 15) neben einem schmalen Knorpeldefekt am vorderen Pfanenrande am hinteren äußeren Teile des Humeruskopfes eine scharf begrenzte ca. $^3/_4$ cm tiefe, 2 cm lange und 1 cm breite dünn überknorpelte Grube. Boden und Ränder derselben leicht unregelmäßig, höckerig. Vom Rande her erstrecken sich mehrere kleine Sprünge in die Umgebung. Im Gelenk ein freier Körper, welcher ganz genau das Positiv des Kopfdefektes

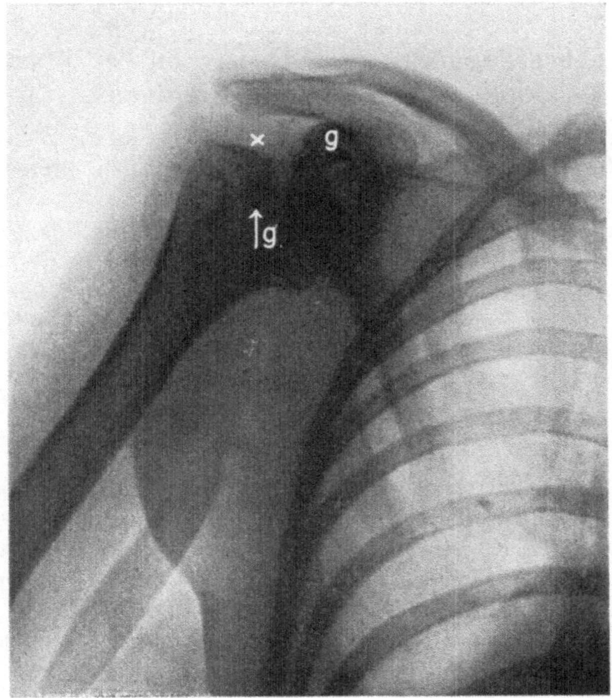

Abb. 7. Defekt des Tub. majus (bei ×). Gelenkkörper, wahrscheinlich Stücke des Tub. majus, bei g und g mit Pfeil.

darstellt und auf der einen Seite glatte Knorpel, auf der anderen Seite knöcherne Bruchfläche zeigt.

In diesem Falle ist die traumatische Genese des Kopfdefektes und des Gelenkkörpers wohl einwandfrei. Aber auch in dem Cramerschen Falle bleibt nichts weiter übrig, als den Gelenkkörper für den Rest des aus dem Humeruskopf abgesprengten Stückes zu halten, das zum Teil resorbiert und schließlich am hinteren normalen Pfannenrande adhärent wurde.

Möglicherweise gehört hierher auch ein Fall von Thomas. Er fand in diesem auf dem Röntgenbild einen Defekt im überknorpelten Teil des Kopfes, in der Operationswunde einen kleinen „Fremdkörper", der anscheinend aus dem Gelenk herausgeschlüpft war und dem Defekt am Kopf entstammte. Als ganz sicher hierher gehörend kann man den Fall aber nicht betrachten.

Die abgerissenen Knochenstücke können mit den sich retrahierenden Muskeln vom Kopf abgezogen werden, sie können aber auch wieder anheilen, mitunter wohl an falscher Stelle. So fand Deuerlich in einem Falle von habitueller Luxation, daß das abgerissene Tuberculum majus — die beiden hinteren Facetten desselben nebst den anstoßenden Gelenkflächen — weiter unten als normal am Humerus wieder festgewachsen war.

Die nicht im Zusammenhang mit Muskeln aus dem Humeruskopf herausgesprengten Knorpeln und Knochenstücke werden, wie wir eben gesehen haben, wenn sie zur Resorption zu groß sind, zu freien Gelenkkörpern werden.

4. Absprengungen und Abrisse an der Pfanne und dem Limbus cartilagineus.

In einer Gruppe von Fällen finden sich Veränderungen an der Pfanne, mit Einschluß des Limbus cartilagineus, die mit zu den interessantesten Beobachtungen bei der habituellen Luxation gehören.

In einer Anzahl von diesen Fällen liegen die Verhältnisse einfach. Man findet Reste von Verletzungen des knöchernen Pfannenrandes, Zerstörungen des Limbus cartilagineus oder Defekte desselben, manchmal auch Abrisse des Limbus vom knöchernen Pfannenrand im Zusammenhang mit der Kapsel, welche ihrerseits anscheinend intakt geblieben ist.

a) Verletzungen des vorderen Pfannenrandes.

So fand Müller (Kohlhase Fall 2) am vorderen Rand der Pfanne einen flachen Vorsprung wahrscheinlich von einer früheren Absprengung herrührend. In einem anderen Falle (Francke Fall 17) fand er an der inneren hinteren Seite der erweiterten Kapsel ein langgestieltes rauhes Knochenstück von keilförmiger Gestalt 1 cm lang. Die Basis des Keils war überknorpelt. Er war seiner Gestalt nach wahrscheinlich von der Pfanne abgesprengt.

In einem Falle von Wilms, den er mit Resektion behandelte, war die vordere Hälfte der Pfanne vollständig zerstört.

Schüller fand bei einer Gelenkresektion wegen habitueller Luxation die Schultermuskulatur intakt. Innerhalb der nicht abnorm weiten glatten Kapsel saßen vier freie, teils knorpelige, teils knöcherne Gelenkkörper. Der innere Pfannenrand war abgeschrägt, am unteren Ende höckerig ausgezackt. Offenbar waren die Gelenkkörper von hier abgesprengt. Außerdem fand sich am Kopf ein Defekt, dessen Natur später gewürdigt werden soll.

Thomas fand in seinem Fall 5 im unteren Teil des Gelenks ein abgesprengtes Knochenstück, $1^3/_4$ Zoll lang und $^1/_4$ Zoll breit und dick, sowie einen entsprechenden Defekt am vorderen Pfannenrand.

Im Falle 12 von Thomas konnte der in das Gelenk eingeführte Finger ein großes bewegliches Fragment erkennen, das fast die vordere Hälfte der Pfanne darstellte. Offenbar ist bei der ersten Verrenkung der vordere und untere Teil der Kapsel intakt geblieben und hat dieses Fragment abgerissen. Bei jeder Verrenkung glitt der Oberarmkopf nach vorn und unten zwischen die beiden Teile der Pfanne und drängte das bewegliche Fragment von seinem

Gegenstück ab. Am Kopf fand sich ein recht großer Defekt an der üblichen Stelle."

Schultze stellte in seinem Fall 19 einen Abriß des Tuberculum majus und eine Fraktur der Pfanne durch das Röntgenbild fest. Operativ wurde dieser Befund nicht sichergestellt.

Hildebrand fühlte in einem seiner Fälle beim Abtasten der Pfanne Unregelmäßigkeiten. Nach vorn zu zeigte sich ein scharfer Rand, der gerade abwärts verlief und nicht erhaben war. Man konstatierte einen Defekt des vorderen Pfannenrandes und fühlte nach hinten unten davon ein bewegliches Knochenstück. Der Befund bestätigte sich beim Sichtbarmachen der Pfanne. Das Knochenstück ließ sich nicht entfernen. Die Kapsel hatte an der Innenseite eine Erweiterung; sie war an der Innenseite der Muskeln verwachsen; letztere zeigten einen bindegewebigen Überzug.

In dem zweiten Falle Hildebrands war von der Pfanne der ganze innere Rand, ein halbmondförmiges Stück, abgebrochen und wurde entfernt. Nach innen unten bedeutende Erweiterung der Kapselhöhle, so daß sie bequem den Kopf fassen konnte.

In diesen beiden Fällen Hildebrands finden wir schon eine Angabe, die wahrscheinlich anderen gleich zu erwähnenden interessanten Befunden bei Verletzungen des vorderen Pfannenrandes entspricht. Es wird in diesen beiden Fällen von einer bedeutenden Erweiterung der Kapselhöhle gesprochen. Haben wir diese Erweiterung der Kapselhöhle bisher aus den Heilungsvorgängen des typischen Kapselrisses hervorgehen sehen, so werden wir gleich andere Fälle kennen lernen, bei denen die Erweiterung durch Ablederung des Periostes von der Unterfläche des Collum scapulae zustande kommt, und zwar in der Weise, daß bei der primären Luxation ein Teil des knöchernen Pfannenrandes oder das Labrum glenoidale im Zusammenhang mit der Kapsel abreißt und der Kopf sich entweder sofort oder im Verlauf der Rezidive einen Weg zwischen dem Rest der Pfanne und dem Periost auf der Unterfläche des Scapulahalses bohrt.

So hebt Wiesinger hervor, daß er in seinem Falle keinen Kapselriß, sondern eine Ablösung der Kapsel vom Rande der Fossa glenoidalis nach innen unten fand, durch welche man den Kopf bequem luxieren konnte. Das Labrum glenoidale war in der Ausdehnung der Kapselablösung zerstört, das Periost auf der Vorderseite des Scapulahalses etwa in der Ausdehnung eines Zolls völlig vernichtet, so daß der nackte Knochen vorlag. Am Rande der Fossa glenoidalis Knorpeldefekte.

In diesem Falle liegt die Möglichkeit vor, daß nach der eben erwähnten Abreißung des Labrum glenoidale und Abdrängung des Periostes vom Scapulahals im Laufe der zahlreichen Reluxationen eine Zerstörung von Labrum und Periost eingetreten ist. In reinerer Form — ohne diese Zerstörung — finden wir die eben erwähnte Form der Labrum- oder Pfannenschädigung mit Ablösung des Periostes von der Skapula in den folgenden Fällen. Nur tritt hier noch eine Veränderung am Kopf hinzu, die hier zwar gleich erwähnt, aber erst in einem folgenden Kapitel näher besprochen werden soll.

Zunächst die Leichenpräparate von Broca und Hartmann und von Sick. Broca und Hartmann fanden in ihrem Falle eine Loslösung der ganzen vorderen Partie des Limbus cartilagineus vom vorderen Pfannenrand zwischen der Insertion des langen Tricepskopfes. Der Limbus cartilagineus ist oben am Ansatz des langen Bicepskopfes vollkommen zerrissen. In der unteren Partie der Pfanne ist die Zerstörung der Gelenklippe unvollkommen: ihre oberflächliche erhaltene Partie ist von dem Pfannenrand losgelöst, aber man sieht sie deutlich sich auf der Innenfläche der Kapsel fortsetzen; sie hat ein kleines Knochenfragment, das aus der unteren medialen Pfannenpartie abgerissen ist, mitgenommen.

Unmittelbar medial von der Pfanne findet sich in Fortsetzung derselben auf dem Collum scapulae eine Stelle, welche vom Periost entblößt ist, und zwar in einer Ausdehnung von 25 mm vom Pfannenrand bis zur Grenze der Periostablösung gemessen.

Die Gelenkkapsel bietet nichts Besonderes. Man sieht in ihr die normale Öffnung der Bursa subscapularis, die absolut getrennt ist von der Periostablösung auf dem Collum scapulae. Die Kapsel setzt sich, statt an dem Pfannenrand zu inserieren, kontinuierlich auf das abgehobene Periost fort, das deutlich dünner ist als die Kapsel.

Der Raum zwischen der oben beschriebenen abgerissenen Gelenklippe und dem zum Teil frakturierten Pfannenrand bildet also die Kommunikation zwischen der eigentlichen Kapselhöhle und dem durch Abhebung des Periostes entstandenen Raum zwischen Schulterblatthals und Musculus subscapularis.

Am Kopf befindet sich ein Defekt an der hinteren Zirkumferenz, der bis auf den anatomischen Hals herabreicht, so daß der Kopf etwa die Gestalt einer Orange bekommt, aus der man $^1/_4$ herausgenommen hat. Die beiden Ebenen, welche diesen Substanzverlust begrenzen, stoßen in einem nahezu rechten Winkel zusammen, dessen einer Schenkel vom Scheitel bis zum Pol des Humeruskopfes 19 mm, dessen anderer Schenkel vom Scheitel bis zur Hinterfläche des Humerus 14 mm lang ist. Auf die Bedeutung dieses Defektes soll später eingegangen werden.

Sick untersuchte das linke Schultergelenk einer 25jährigen Frau, welche in den letzten Jahren vor ihrem infolge ausgedehnter Verbrennung erfolgten Tode zahlreiche Luxationen dieses Gelenks erlitten hatte.

Die sämtlichen in Betracht kommenden Muskeln und Sehnen waren intakt, aber etwas verlagert und vielleicht etwas dünner als normal. Die Tuberkula waren nicht abgerissen. Es fand sich aber am Humeruskopf, dem Ansatz des Musculus infraspinatus entsprechend, dem überkapselten Teil noch angehörig, ein etwa 4 cm langer und etwa 1 cm breiter Knorpeldefekt mit unregelmäßigen Rändern, der bis auf den sklerotischen Knochen reichte. Die Kapsel war erweitert, was sich dadurch kenntlich machte, daß sie zwischen den auseinandergedrängten Sehnen in dünner durchscheinender Beschaffenheit zum Vorschein kam.

Vom unteren Ende der Cavitas glenoidea bis zum Ansatze der langen Bicepssehne ist an der Innenseite das Labrum glenoideum zerstört, die Kapsel vom Knochen abgelöst und über 1 cm nach innen und hinten verschoben, so daß zwischen der Gelenkfläche der Skapula und der Sehne des Musculus subscapularis eine Tasche entstanden ist. Der Knochen ist an dieser fraglichen Stelle der Skapula sklerotisch, glatt, der Knorpelrand der Cavitas leicht zackig. Die Bursa subscapularis war nicht vergrößert und setzte sich deutlich als selbständige Höhlung gegen die erweiterte Kapsel ab.

Bei der künstlichen Herbeiführung der Luxation bei eröffnetem Gelenk stemmte sich der Kopf gerade mit seinem oben beschriebenen Knochendefekt an den verletzten Rand der Fossa glenoidalis und hob den Musculus subscapularis von der Skapula ab.

Dieselben Verhältnisse lagen auch in dem von Eve mitgeteilten Falle und in einem Präparat des Dupuytrenschen Museums vor, von denen Broca und Hartmann annehmen, daß sie trotz der entgegengesetzten Angaben habituellen Luxationen entstammen.

Befunde, welche diesen Feststellungen an der Leiche ähneln, sind auch am Lebenden bei Gelegenheit von Operationen erhoben worden.

Schon Nêlaton hat, wie er Broca und Hartmann persönlich mitteilte, in einem Fall von rezidivierender Schulterluxation bei der Arthrotomie Ablederung des Periostes von der Vorderfläche des Schulterblatthalses gefunden.

Popke berichtet über einen Fall von habitueller Luxation, in welchem Volkmann den Kopf reseziert hatte.

Die Gelenkfläche der Skapula war nicht, wie normal, unten breiter als oben, sondern hatte eine mehr ovale Gestalt, die daher rührte, daß von unten ein Stück verloren gegangen war. Unzweifelhaft war hier bei der ersten Luxation ein Stück abgebrochen, wie sich daraus ergab, daß in der ganzen Ausdehnung des Defektes an der Gelenkfläche die Kapsel von dem Limbus cartilagineus abgerissen war und an dem stark gewulsteten Rande der abgerissenen Partie, etwas gestielt, ein harter, etwa erbsengroßer Körper saß. Dieser hatte einen knöchernen Kern, der von Knorpel überzogen war. Abb. 8 und 9 nach Popke geben die geschilderten Verhältnisse wieder.

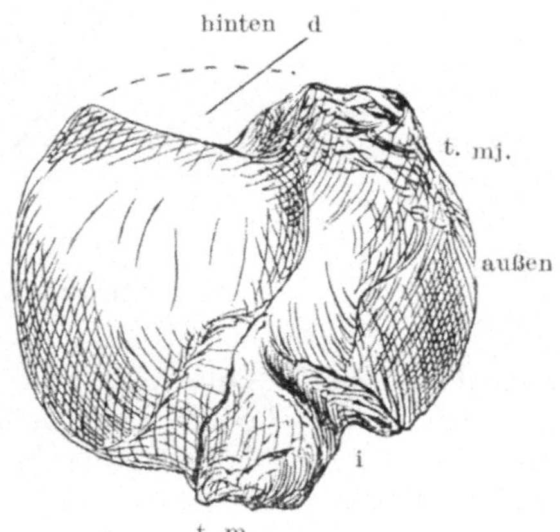

Abb. 8 (nach Popke). Resezierter Oberarmkopf. Ansicht von oben. d = Defekt. t. mj. = Tubercul. majus. t, m. = Tuberculum minus. i = Incisura (sulcus) intertubercularis.

Man muß Popke wohl recht geben, wenn er den gestielten Knochenkörper als stark atrophiertes, mit der Kapsel abgerissenes Fragment der Gelenkfläche der Skapula ansieht. Andererseits aber beweist sein Sitz, daß es sich nicht um einen Abriß der Kapsel vom Limbus cartilagineus, sondern der Kapsel plus Limbus cartilagineus vom vorderen knöchernen Rande der Gelenkpfanne handelt. Das ist aber, wie Broca und Hartmann hervorheben, wichtig, weil dann die Ansicht Popkes, daß der durch den Kapselriß entstandene Schlitz in die Bursa subscapularis führe, nicht einwandsfrei ist. Es ist dann nämlich wahrscheinlicher, daß der zwischen Kapsel plus Limbus cartilagineus einerseits und lädiertem Pfannenrand andererseits liegende Spalt auch, ähnlich wie in dem Fall von Broca und Hartmann, in eine durch Abhebung des Periostes vom Skapulahalse neugebildete Höhle führt.

Perthes erhebt einen sehr genauen, hierher gehörigen Befund (Fall 3).

Der Musculus subcapularis erreicht den Humeruskopf nicht, sondern inseriert weit unter demselben an der stark erweiterten Kapsel. Insertion der Muskeln am Tuberculum majus intakt. Hinter dem letzteren fühlt man in dem überknorpelten Bereich des Humeruskopfes eine eigentümliche Rinne, die ganz dem Sulcus intertubercularis ähnelt. Der innere vordere Rand der Pfanne

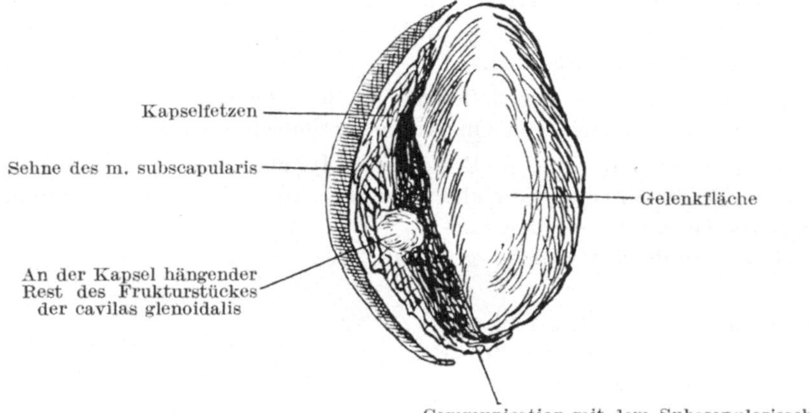

Abb. 9 (nach Popke). Gelenkpfanne.

springt als scharfe Kante vor. Über derselben gelangt der Zeigefinger bequem in einen vor dem Collum scapulae befindlichen Hohlraum. In diesen Nebenraum der Gelenkhöhle gelangt der Humeruskopf bei Herstellung der Luxationsstellung hinein. Aus der vor dem Collum scapulae liegenden Höhle, welche durch besonderen Schnitt in voller Ausdehnung zu Gesicht gebracht wird,

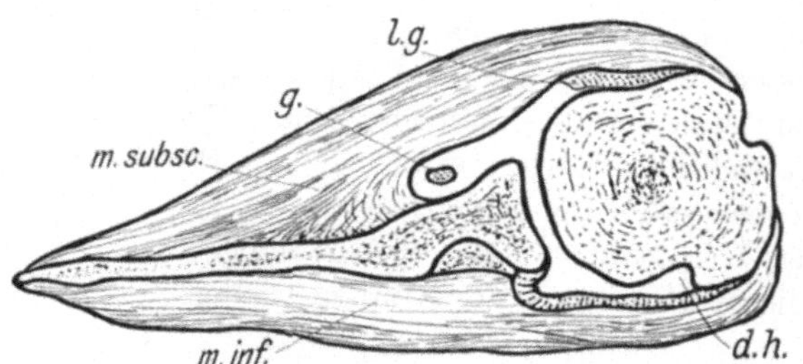

Abb. 10 (nach Perthes). Humerus in normaler Stellung.
m. subsc. = musc. subscapularis. m. inf. = musc. infraspinatus. g. = freier Gelenkkörper, entstanden durch Absprengung vom inneren Pfannenrand. l. g. = labrum glenoideal. d. h. = keilförmiger Defekt am Humerus.

wird ein freier Gelenkkörper von Haselnußgröße entfernt, der einen Knochenkern, knorpelige und bindegewebige Umhüllung aufweist. Am inneren Pfannenrande ein Defekt, in dessen Bereich der glatte Knochen nackt zutage liegt. Reponiert man den Humeruskopf, so sieht man, wie ein Stück desselben — fast die Hälfte — die scharfe innere Kante überragt. Das Labrum glenoidale sitzt nicht mehr an der Skapula fest, vielmehr findet sich zwischen Gelenklippe und Pfanne ein Spalt, der in die vorerwähnte Höhle vor dem Collum scapulae

führt. Der entblößte Teil des Collum scapulae erstreckt sich vom Pfannenrande etwa 2 cm nach hinten. Abb. 10 und 11 geben eine instruktive schemati-
sche Darstellung der beschriebenen Verhältnisse.

Ich selbst habe einen Fall operiert, der dem eben beschriebenen von
Broca und Hartmann, Sick, Popke, Perthes außerordentlich ähnlich ist.
(Vgl. Tabelle, Seidel Fall 3.)

Der Fall wurde zuerst nach seiner vierten Verrenkung, welche bereits
eingerichtet war, gesehen. Die Untersuchung ergab außer einer geringen Atrophie
des Deltoideus und Supraspinatus nichts Besonderes. Auf dem Röntgenbild
aber zeigte sich medial und nach oben vom Tuberculum majus eine erhebliche
Eindellung der Kontur des Kopfes, außerdem eine schmale, von der medialen
Ecke der Delle nach unten ziehende Verdichtung des Knochens, die als der
röntgenologische Ausdruck einer Furche angesehen wurden. Die schmale
Verdichtung des Knochens ist offenbar der eburnisierte mediale Rand des
später festgestellten Defektes. Der Vergleich mit dem Röntgenbilde der ge-

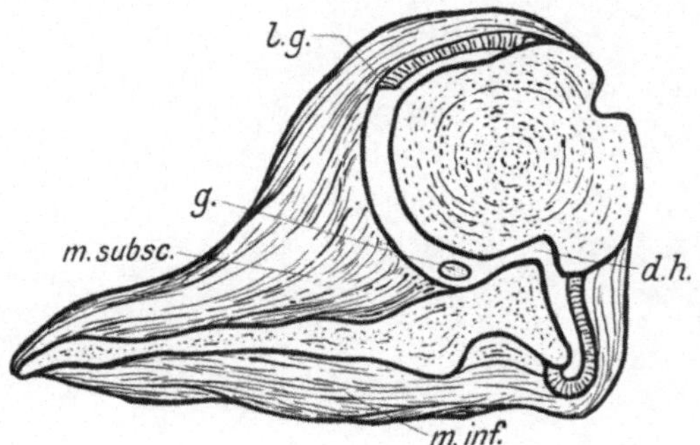

Abb. 11 (nach Perthes). Humerus in Luxationsstellung. Bezeichnung wie in Abb. 10.

sunden linken Schulter läßt die Veränderung besonders gut erkennen, wie
Abb. 12 und 13 zeigen.

Bald nach seiner Entlassung kam der Patient mit frisch verrenkter rechter
Schulter wieder zur Einlieferung. Das jetzt im verrenkten Zustand angefertigte
Röntgenbild zeigt den Kopf in subkorakoider Position. Mit der eben erwähnten Delle sitzt er dem vorderen Pfannenrand auf, wie aus Abb. 14 ersichtlich ist.

Die noch im Zustand der Verrenkung vorgenommene Operation ergab
folgendes:

Der Humeruskopf steht unter dem Proc. coracoideus. Nirgends Bluterguß. Kein Kapselriß. Kapsel in ihrer vorderen Partie von der Sehne des
Musculus subscapularis teilweise verdeckt, sehr weit, buchtet sich namentlich
am oberen Rande der Sehne dieses Muskels hervor. Nach Spaltung der Sub-
skapularissehne und Inzision der Kapsel Reposition des Kopfes. Keine Flüssig-
keit im Gelenkraum. Medial vom Tuberculum majus, zwischen diesem und
der überknorpelten Kopffläche, findet sich an der Hinterseite ein die ganze
Kopflänge von oben nach unten durchziehender fast rechtwinkliger Defekt, in
den gerade der kleine Finger hineinpaßt. Wände des Defektes glatt, weder
von Knorpel, noch von Periost bedeckt. Der vordere Pfannenrand vom Ansatz

des langen Bicepskopfes oben bis zum Ansatz des langen Tricepskopfes unten rauh, periostlos. Der Limbus cartilagineus fehlt in dieser Ausdehnung. Über den rauhen Pfannenrand hinweg kommt man unmittelbar auf die Vorderfläche des

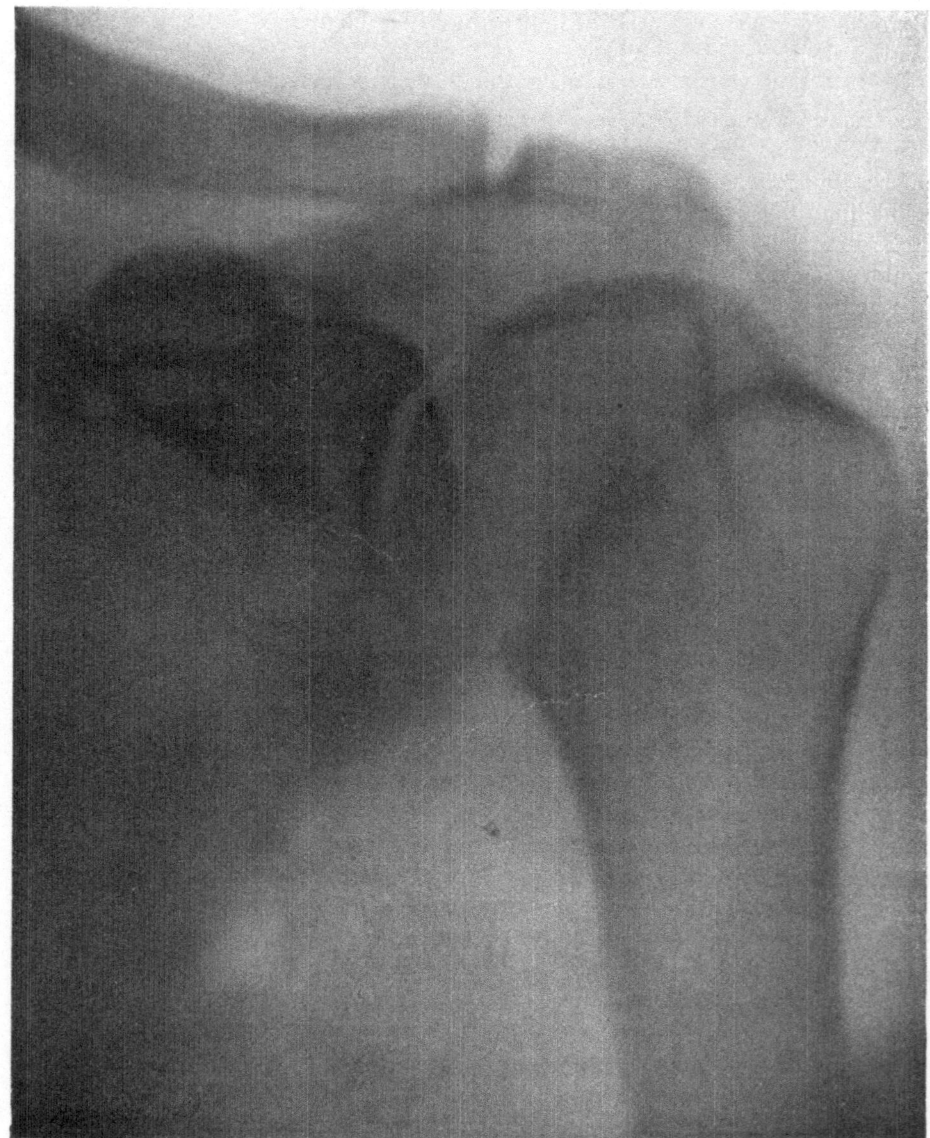

Abb. 12. Rechte Schulter. Zwischen Tub. maj. und überknorpelter Kopffläche eine große Eindellung. Ein scharfrandiger Schatten zieht von der medialen Ecke der Delle nach abwärts. Es ist der mediale Rand des bei der späteren Operation festgestellten Defektes.

Skapulahalses. Sie ist auf mindestens $2^1/_2$ cm vom Periost entblößt, glatt. Die vordere Gelenklippe, die an ihrem normalen Platze am Pfannenrand fehlt, ist an der Vorderwand der Kapsel festzustellen, enthält einen linsengroßen

Knochenkörper und geht medialwärts in die Vorderwand einer großen Tasche über, welche unter dem Musculus subscapularis sitzt, vorn durch letztere bzw. eine unter ihm liegende Bindegewebsschicht, hinten durch den knochenhautlosen Schulterblatthals begrenzt wird. Diese Tasche ist offenbar durch Ablösung des Periostes vom Schulterblatthals im Zusammenhang mit der abgerissenen vorderen Gelenkrippe entstanden. Bei Wiederherstellung der Luxa-

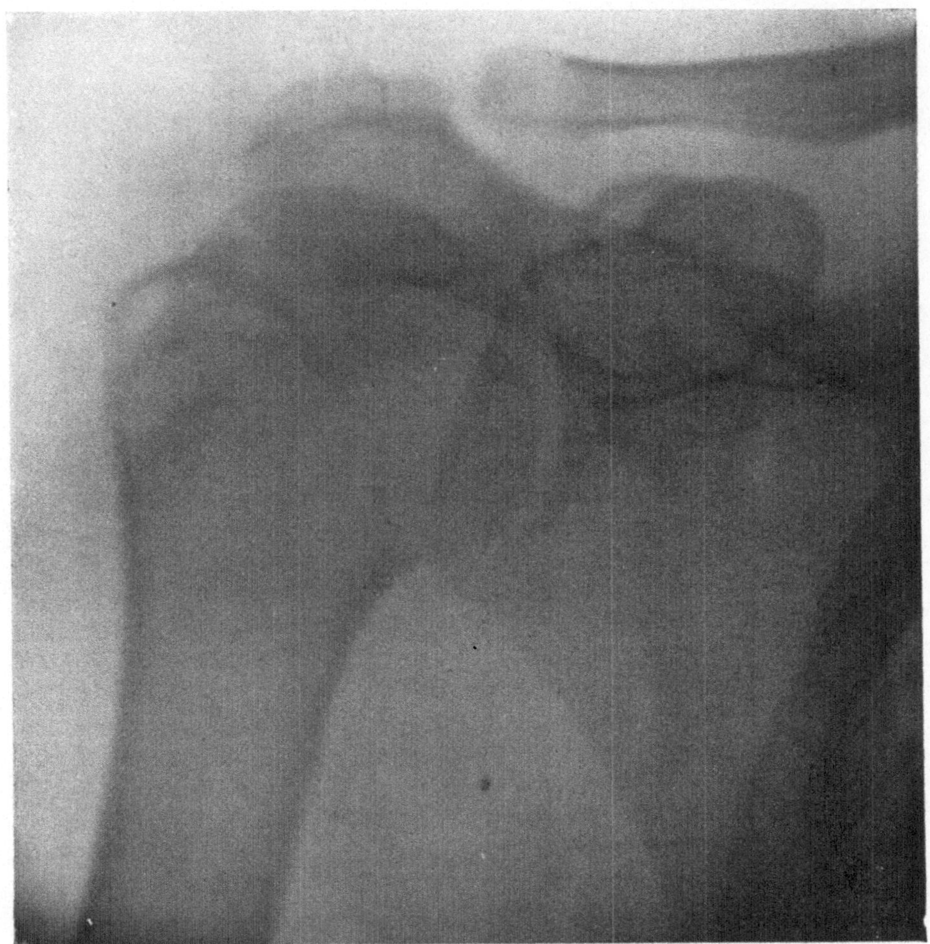

Abb. 13. Vergleichsaufnahme der linken Schulter. Normales Bild.

tion reitet der Kopf mit seinem Defekt auf dem Pfannenrand. Der eigentliche überknorpelte Kopf steht unter dem Proc. coracoideus in der vor dem Skapulahals befindlichen Tasche.

Der linsengroße Knochenkörper in der abgerissenen vorderen Gelenklippe ist als ein aus dem rauhen Pfannenrand abgerissenes Knochenstück zu betrachten.

Also auch in diesem Falle haben wir eine Ablösung des Labrum glenoidale vom vorderen Pfannenrand im Zusammenhang mit dem Abriß eines, wenn auch kleinen Stückes des Pfannenrandes selbst, Ablederung des Periostes von der Vorderfläche des Skapulahalses und Furchenbildung an der hinteren Fläche des Kopfes. Interessant ist auch die Übereinstimmung des Röntgenbefundes im eingerenkten und verrenkten Zustand mit dem Befund bei der Operation.

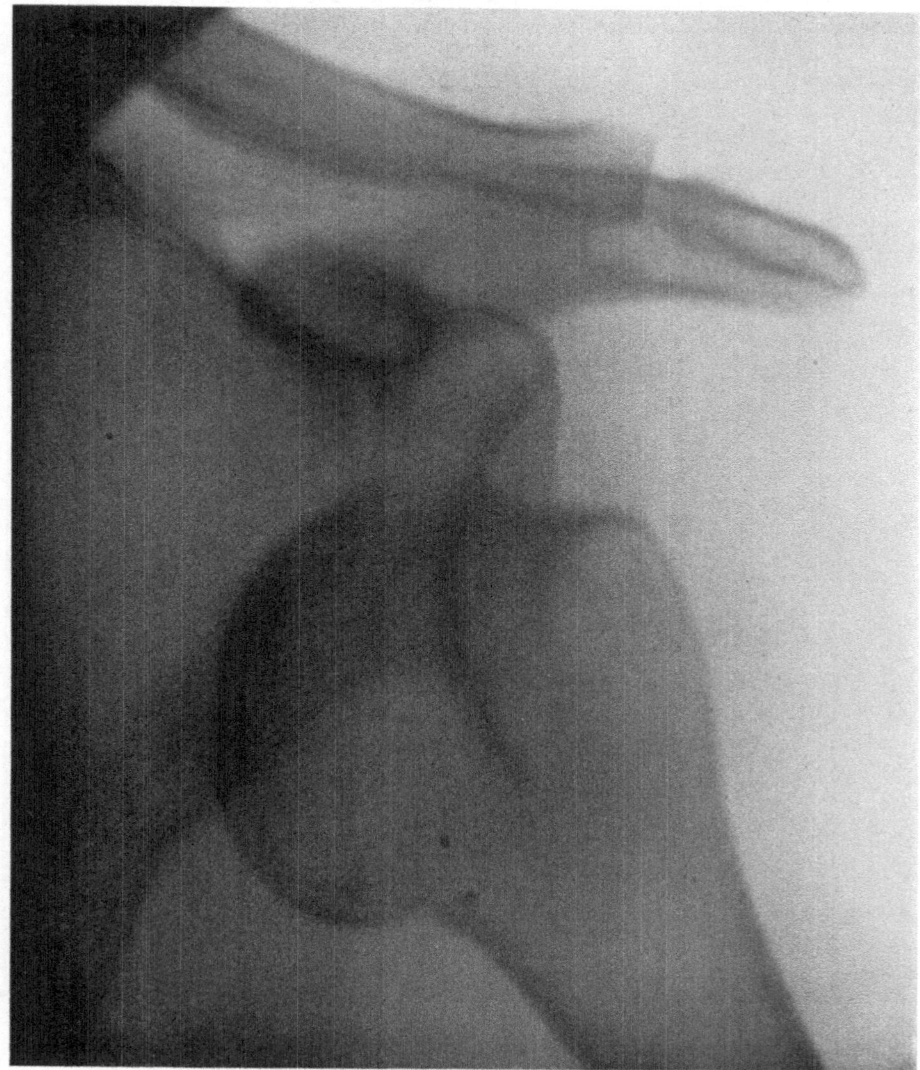

Abb. 14. Luxation der rechten Schulter aus Abb. 12. Der Kopf reitet mit der Furche auf dem vorderen unteren Rande der Pfanne.

b) Verletzungen des hinteren Pfannenrandes.

Handelt es sich bei all diesen Befunden um habituelle Luxationen nach vorn bzw. unten und dementsprechend um Verletzungen am vorderen Pfannenrand, so kommen die gleichen Verhältnisse auch bei den viel selteneren habituellen Luxationen nach hinten vor.

Broca und Hartmann berichten dies von dem Fall Périers (Bull. et mém. de la soc. de chir. Paris 1876 nouv. série. 4, 112), in welchem der Autor die Kapsel für intakt hielt.

Broca und Hartmann stellten dagegen durch Revision des Präparates fest, daß hinter dem hinteren Pfannenrand eine 7 mm lange Ablederung des Periostes bestand. Dieselbe wurde nach dem Schulterblatthals hin durch einen ebenfalls 7 mm breiten Knochenwall abgegrenzt, der wahrscheinlich durch die Ossifikation der tiefen Schicht des abgelederten Periostes entstanden war. An diesem Punkte erst inserierte die für intakt gehaltene Kapsel.

5. Defekte nicht akut-traumatischen Ursprungs an Kopf und Pfanne.

In den vorstehenden Fällen haben wir Veränderungen am Kopf und ebenso an der Pfanne kennen gelernt, die mit Sicherheit auf eine durch voraufgegangenes Trauma erfolgte Kontinuitätstrennung einzelner Gelenkbestandteile zurückzuführen sind.

Bei einer Anzahl dieser Fälle wurden aber bereits gleichzeitig daneben bestehende Veränderungen erwähnt, die, wie wir sehen werden, nicht akut traumatischen Ursprungs sein können, sondern vielmehr zu ihrer Entwicklung längere Zeit gebraucht haben müssen.

Es sind die Defekte und Irregularitäten am Kopf oder an der Pfanne oder an beiden gleichzeitig, welche die Merkmale einer akut traumatischen Entstehung — vor allem den dem Defekt entsprechenden Gelenkkörper — vermissen lassen. Darauf soll im nächsten Kapitel näher eingegangen werden. Hier sollen nur die zum Verständnis der Fragen notwendigen Befunde niedergelegt, einzelne bereits erwähnte in der in Betracht kommenden Hinsicht übersichtlich zusammengestellt werden.

Am Kopf allein wurden in einer ganzen Anzahl von Fällen Defekte der oben bezeichneten Natur gefunden.

Küster sah einen solchen, ziemlich tief, scharf begrenzt, rinnenförmig, an der hinteren und inneren Seite des Kopfes.

Wendel fand am hinteren äußeren Umfange des Humeruskopfes einen großen Defekt, welcher den Kopf auf $^2/_3$ seiner Größe verkleinerte. Er ist von zwei annähernd aufeinander rechtwinkelig stehenden völlig ebenen Flächen begrenzt. Diese Flächen verlaufen bei herabhängendem Arm vertikal, so daß also ein horizontaler, den Kopf halbierender Schnitt auch den Defekt halbieren würde. Die äußere Fläche liegt ungefähr an der Stelle des Collum anatomicum, so daß also das Tuberculum majus erhalten ist und der nach hinten und medial von ihm gelegene Teil der überknorpelten Gelenkfläche fehlt. Die zweite, innere Begrenzungsfläche des Defektes steht rechtwinklig auf der ersten, so daß also etwa die Hälfte der Gelenkfläche in Fortfall gekommen ist. Beide Flächen des Defektes sind glatt und wie schon mikroskopisch zu erkennen ist, zum großen Teil von einer dünnen Bindegewebsschicht überzogen. Das fehlende Knochenstück wurde innerhalb der Kapsel nicht gefunden.

Thomas beobachtete in 6 von seinen 16 Fällen mehr oder weniger tiefe Rinnenbildung an der Hinterseite des Kopfes. Möglicherweise gehört auch der Fall 6 von Schultze hierher, in dem das Röntgenbild über der Gegend des

Tuberculum majus einen tiefen Defekt im Knochen aufwies, als ob ein Sektor aus der Zirkumferenz herausgesprengt wäre. Ein freier Körper wurde im Gelenk nicht festgestellt. Da das Röntgenbild aber nicht durch die Operation kontrolliert werden konnte, muß man doch in der Beurteilung vorsichtig sein.

Wie in diesen Fällen am Kopf, so können auch an der Pfanne Veränderungen gefunden werden, welche nach ihrer ganzen Beschaffenheit ihre akute traumatische Entstehung nicht wahrsch inlich erscheinen lassen.

Thomas sah in seinem Falle 6, daß die vordere Hälfte der Gelenkpfanne fehlte. Die hintere intakte Partie bestand in einem Stück knorpelbedeckter Höhlung, etwa ¹/₂ Zoll breit, die sich vom Ansatzpunkt des langen Bicepskopfes oben nach dem des langen Tricepskopfes unten erstreckte. Die ganze vordere Partie des Gelenkfortsatzes war gewissermaßen in eine schräg vom hinteren Gelenkrand nach

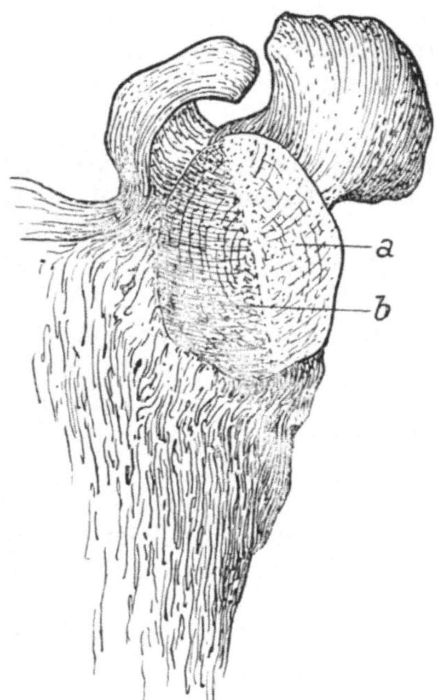
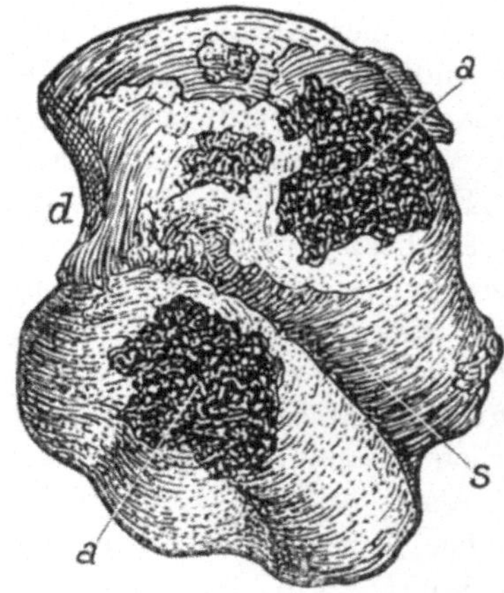

Abb. 15 (nach Loebker). Teilung der Pfanne in eine äußere (a) und eine innere Hälfte (b).

Abb. 16 (nach Loebker). Deformierter Humeruskopf. a, a tuberöse Wucherungen. d. Defekt. s. Sulcus intertubercularis.

vorn innen abfallende Gleitfläche umgewandelt. Auch hier fand sich kein Gelenkkörper.

In einer dritten Gruppe von Fällen finden wir Veränderungen sowohl am Kopf als auch an der Pfanne ohne die sicheren Zeichen eines akut traumatischen Ursprungs.

Löbker beschreibt folgenden zur Sektion gekommenen Fall. Von der ursprünglichen Gelenkfläche der Skapula besteht nur die kleinere äußere Hälfte, welche durch eine senkrecht abfallende Kante nach innen scharf begrenzt wird. Die größere innere Hälfte der Cavitas liegt mit der äußeren nicht in einer Ebene, sondern stößt in der genannten Kante unter einem Winkel mit der unteren zusammen. Der innere Abschnitt ist vollkommen regelmäßig geformt, mit Knorpel bekleidet und zeigt ebenfalls nirgends eine Spur früherer Absprengungen. Abb. 15 sei als Typus der vorliegenden Pfannenveränderung nach Löbker wiedergegeben.

Am Tuberculum majus finden sich verdickte Kapselpartien infolge früherer Abreißungen der Muskelinsertionen. An Stelle der äußeren, an das Tuberculum majus grenzenden Hälfte hat der Kopf seine Wölbung verloren, hier ist ein die ganze Höhe des Kopfes einnehmender Defekt von nahezu 1 cm Tiefe und 2 cm Breite vorhanden. Der Defekt ist gegen den relativ normalen Teil des Kopfes durch einen scharfen vorspringenden Rand abgegrenzt, die Begrenzung ist allerseits eine durchaus regelmäßige, die Knochen im Bereiche des Defektes überall mit Knorpel überzogen. Nirgends zeigen sich Spuren einer älteren Absprengung. Vgl. Abb. 16 nach Löbker. Gelenkkopf und Cavitas glenoidalis passen so aufeinander, daß der relativ normale innere Abschnitt des Kopfes mit der inneren Hälfte der Cavitas artikuliert und die Furche des Defektes am Kopfe auf der vorspringenden Kante der Cavitas reitet. Ein zweites, durch Operation gewonnenes Präparat Löbkers zeigte dieselben Veränderungen.

Schließlich finden wir in einer vierten Gruppe von Fällen neben sicheren akut traumatischen Veränderungen an der Pfanne oder dem Limbus cartilagineus auch noch Defektbildung am Kopf, die nicht auf denselben Ursprung zurückgeführt werden kann. Diese Fälle sind bereits in der vorigen Gruppe (Absprengungen und Abrisse an der Pfanne) ausführlich erwähnt und es sei deshalb hier nur noch einmal auf sie hingewiesen. Es handelt sich um die Fälle von Broca und Hartmann, Sick, Popke, Perthes (Fall 3), Seidel (Fall 3). Auch Thomas fand in seinem Fall 12 neben der ausgedehnten Pfannenverletzung einen recht großen Defekt am Kopf „an der üblichen Stelle" (etwa in derselben Gegend wie die bisher erwähnten Autoren), und einen gleichen Befund erhob Schüller (vgl. Tab. Nr. 7).

Blicken wir auf die pathologisch-anatomischen Befunde bei der habituellen Schulterluxation zurück, so sehen wir

1. sehr oft Erweiterung der Kapsel, und zwar entweder
   a) allein oder
   b) vergesellschaftet mit anderen abnormen Befunden am Gelenkapparat (Muskeln, knöcherne und knorpelige Gelenkflächen vgl. 2 und 3).
2. Vielfach Abrisse von Muskeln, namentlich der Außenrotatoren (zum Teil verbunden mit den Veränderungen unter 1, 3 und 4).
3. Absprengungen und Abrisse am Kopf (zum Teil mit Gelenkkörperbildung).
4. Absprengungen und Abrisse an der Pfanne.
   a) Absprengung des vorderen Pfannenrandes, zum Teil mit Gelenkkörperbildung
      a) allein,
      a) mit Ablösung des Periostes vom Skapulahals.
   b) Absprengung des hinteren Pfannenrandes.
5. Defekte nicht akut traumatischen Ursprungs an Kopf und Pfanne
   a) am Kopf allein,
   b) an der Pfanne allein,
   c) an Kopf und Pfanne,
   d) am Kopf in Verbindung mit Trauma der Pfanne.

Bedeutung der pathologisch-anatomischen Befunde für die Pathogenese der habituellen Schulterluxation.

Die verschiedenen Befunde müssen für die Pathogenese der habituellen Schulterluxation eingehend gewürdigt werden. Die Anschauungen, warum sich bei gewissen Menschen immer und immer wieder Schulterverrenkungen einstellen, sind ja bis in die neueste Zeit hinein nicht einheitlich geklärt, im Gegenteil recht widerspruchsvoll gewesen. Werfen wir einen Blick auf die älteren Theorien.

Malgaigne glaubte, daß durch unzweckmäßige Behandlung der erstmaligen Schulterluxation, insbesondere durch zu frühzeitigen und zu ausgiebigen Gebrauch des Armes, die Ränder des bei der erstmaligen Luxation entstandenen Kapselrisses nicht zusammenheilten. Es sollte so ein **ständig klaffender Spalt** zwischen ihnen entstehen, durch welchen der Kopf mit Leichtigkeit luxieren könnte.

In der Tat ist weder durch einen der vorliegenden Sektions- noch der bekannten Operationsbefunde ein derartig klaffender Spalt gefunden worden. W. Müller stellte zwar, wie wir gesehen haben, in einem seiner Fälle einen Kapselriß fest. Es handelte sich aber um einen frischen, bei der Reluxation eben zustande gekommenen Einriß. In allen anderen Fällen ist weder von einem solchen, noch einer abnormen klaffenden Kapselöffnung die Rede — soweit man die Kapsel selbst in Betracht zieht und nicht etwa Ablederungen des Periostes der Skapulahalsfläche im Zusammenhang mit der Kapsel mithierher rechnet. Im Gegenteil sind die alten Kapselrisse, soweit man sie noch feststellen konnte, in den allermeisten Fällen ausgefüllt durch sich dazwischenschiebendes Gewebe, entweder durch Einlagerung von Muskulatur, wie Joessel namentlich für die Risse unter dem Deltoideus feststellen konnte, oder durch neugebildetes Narbengewebe, wofür Thomas in seinem ersten Fall ein gutes Beispiel bringt. Finden sich aber wirklich nicht verheilte oder nicht oder nur schlecht durch Narbengewebe ausgefüllte Reste von Kapselrissen, so sind dieselben, wie wir bei Joessel gesehen haben, so klein, daß sie für die Reluxation des Humerus tatsächlich nicht in Frage kommen können.

Roser, der die Ansicht Malgaignes, daß an der wiederholten Luxation zu unvorsichtiges Verhalten während der Nachbehandlung der erstmaligen Luxation schuld sei, teilweise teilt, machte darauf aufmerksam, daß die **Kommunikation der Bursa subscapularis mit dem Gelenk** so weit sein könne, daß sie die Verrenkung durch bloße Muskelbewegungen und besonders die Rezidive solcher erleichtern könne.

Unter allen oben wiedergegebenen Befunden könnte nur in einem Falle mit der Möglichkeit gerechnet werden, daß es sich um eine Veränderung im Roserschen Sinne handle. Es ist der Fall Volkmann-Popke, in dem der Autor eine weite Kommunikation des Gelenkes mit dem subskapularen Schleimbeutel feststellen zu können glaubte. Gerade gegen diesen Fall führen aber Broca und Hartmann, wie wir gesehen haben, gewichtige Bedenken an. Es handelt sich in dem Falle Volkmann-Popke offenbar nicht um einen Abriß der Kapsel, sondern des Limbus cartilagineus von der Pfanne, und die so entstandene Öffnung führt nicht in die Bursa subscapularis, sondern in einen neu formierten Raum zwischen Musculus subscapularis bzw. Periost einerseits und

Schulterblatthals andererseits. Damit wird die Rosersche Ansicht ebenso wie die von Malgaigne hinfällig.

Henke brachte die Tatsache, daß der Luftdruck bei luftdichtem Verschluß das Gelenk allein dauernd fixiert, und die Einklemmung von Kapselteilen mit der habituellen Luxation in Zusammenhang. Er meint, daß, wenn einmal durch eine Luxation ein Teil der Kapsel zerrissen gewesen sei, ein mobil gewordener Zipfel an irgend einer Stelle in den Kapselraum schlüpfen könne; der Arm werde sich dann stets ohne Hinterlassung eines leeren Raumes von seiner Pfanne entfernen. Desault scheint nach Malgaigne einer ähnlichen Ansicht zuzuneigen, und auch Fick mißt offenbar der Henkeschen Theorie noch neuerdings größere Bedeutung bei.

Derartige Kapselzipfel finden sich aber in keinem der bekannten genau untersuchten Fälle. Von gestielten Gelenkkörpern wird in zwei Fällen berichtet — Cramer und Volkmann-Popke. Im letzteren Falle saß das den Gelenkkörper bildende Knochenstückchen am abgerissenen Limbus cartilagineus. Im Cramerschen Falle ist es zweifelhaft, ob der dünne Stiel des Gelenkkörpers der Kapsel entstammt. Auch diese beiden Fälle können nicht zur Stütze der Henkeschen Ansicht herangezogen werden. Sie können dies um so weniger, als sich bei ihnen starke Defektbildung am Humeruskopf findet, welche die häufige Wiederholung der Luxationen leichter erklärt als die Henkesche Theorie, mag man diese Defekte nun als primär, oder, was nach den weiter unten gebrachten Ausführungen wahrscheinlicher ist, als sekundär auffassen.

Diesen mehr spekulativen Theorien über die Genese der habituellen Luxation stehen die durch die pathologischen Befunde gestützten Ansichten gegenüber.

„Schlaffheit der Gelenkbänder" und „Sehnenabsprengungen" sind nach Volkmann, ähnlich auch nach Dupuytren, Duvergie, Mayor, Velpeau (bei Malgaigne) eine der gewöhnlichsten Ursachen der habituellen Luxation.

Weiter ist die Erweiterung der Kapsel von jeher als eines der wesentlichsten Momente in der Genese der habituellen Luxation angesehen worden. Wie wir gesehen haben, ist sie in einem großen Teil der Fälle beobachtet und häufig als alleinige Ursache der habituellen Luxation betrachtet worden. Thomas kommt in dieser Hinsicht zu dem Schluß, daß die gewöhnliche vordere habituelle oder rezidivierende Luxation der Schulter ihre Ursache hat in einer traumatischen, narbigen, hernienartigen Ausstülpung der Kapsel. Der Vergleich der Kapselumstülpung mit einem Bruchsack, zum ersten Male wohl von Miculicz-Samosch angewendet, stimmt für viele der in Frage kommenden Fälle. Die Erweiterung der Kapsel wird auch von den meisten Autoren ohne weiteres als Tatsache hingenommen.

Der aus seinen Leichenversuchen und aus Operationen am Lebenden von Thomas gezogene, wie er meint, einfache Schluß, daß diese Kapselerweiterung die alleinige Ursache der habituellen Luxation sei, ist aber in der Tat doch nicht so einfach.

Perthes konnte in seiner einige Jahre zurückliegenden Arbeit darauf aufmerksam machen, daß die Erweiterung der Kapsel als einziger wesentlicher pathologischer Befund bei habitueller Schulterluxation bisher nur bei Gelegenheit von Operationen, niemals bei Sektionen gefunden wurde. Er meint, daß namentlich in den Fällen, in denen die Kapsel nicht eröffnet wurde, sehr wohl noch andere Veränderungen vorhanden gewesen sein konnten, die der Aufmerksamkeit des Operateurs entgangen waren. Wer einige Erfahrungen über Operationen am Schultergelenk gesammelt hat, wird ihm darin beipflichten müssen. Indessen liegen doch einige Fälle vor, in denen Veränderungen am Kopf und an der Pfanne mit Sicherheit vollkommen fehlten.

Schon Albert hat in seinem Falle von Arthrodese eine Veränderung nicht feststellen können. Er sagt: „Nun habe ich noch mit Rücksicht auf die von Löbker angegebenen Befunde eine Bemerkung anzufügen. Irgend eine Veränderung am Kopfe oder an der Cavitas glenoidea habe ich nicht gesehen. Das Gelenk klaffte bei der Operation. Ich übersah die Cavitas glenoidea genau. Genau konnte ich den Humeruskopf auf seine Krümmung prüfen. Nirgends war eine Spur von Facette oder Schliff. Kurzum, an den Gelenkkörpern keine Veränderungen, und da ich seinerzeit feine Messungen der Krümmung des Humeruskopfes vorgenommen, so wird meiner Aussage Glauben beizumessen sein.“ Der einzige pathologische Befund war eine Verdickung der hinteren Kapselwand.

Ich selbst habe in meinem ersten Fall an den beiden, rezidivierenden Luxationen unterworfenen Schultern der epileptischen Patientin bei der Operation nur Kapselerweiterung feststellen können. Nach dem einige Wochen nach der Operation erfolgten Tode fand sich weder auf den post mortem aufgenommenen Röntgenbildern noch bei der genauesten Präparation der Gelenke und ihrer Muskulatur eine andere Veränderung als Narbenbildung an den Operationsstellen. Die Gelenkenden und die Muskulatur waren intakt. Die Kapsel zeigte beiderseits keine Erweiterung mehr — sie war also auch links, wo nur die Clairmont-Ehrlichsche Operation in modifizierter Form ausgeführt worden war, geschrumpft. Mit diesen beiden Fällen von Albert und mir ist bewiesen, daß Kapselveränderungen, insbesondere Kapselerweiterung, als einziger anatomischer Befund bei der habituellen Luxation vorkommen kann.

Ob sie nun auch in der Mehrzahl der Fälle allein als Ursache für die habituelle Luxation genügt, ob nicht vielmehr gewöhnlich auch noch andere Momente hinzukommen müssen, um die Wiederholungen der Luxation herbeizuführen, das ist allerdings eine andere Frage. Wie wir oben gesehen haben, ist die Kapsel normalerweise so weit, daß sie eigentlich zwei Köpfe fassen könnte. Andererseits gestattet sie nach Hyrtl eine Verschiebung des Kopfes außerhalb des Pfannenrandes nicht, selbst wenn alle die Kapsel umgebenden Muskeln abgeschnitten sind. Zudem ist sie so fest durch Bänder verstärkt, daß zum Zustandekommen einer Luxation eigentlich immer eine größere Gewalt gehört. Typisch für die habituelle Luxation ist ja aber, daß sie aus immer geringfügigeren Anlässen, schließlich bei den gewöhnlichen Verrichtungen des täglichen Lebens erfolgt. Wir müssen also, selbst wenn wir die Kapselerweiterung als grundlegende Veränderung anerkennen, doch nach Umständen suchen, welche in Verbindung mit ihr die Wiederholung der Verrenkung herbeiführen.

Schon die Atrophie der die Kapsel verstärkenden Schultermuskeln, die nach Luxationen nicht allzu selten aufzutreten pflegt, kann genügen, um die Kapsel bei ausgiebigen Bewegungen nicht mehr in dem erforderlichen Maße zu spannen. Wiederholungen der Luxation können die Folge sein.

Die weitergehenden Schädigungen des Muskelapparates, namentlich die Abreißungen der Außenrotatoren von ihrem Ansatz am Humeruskopf, müssen mit oder ohne deutliche Erweiterung der Kapsel erhöhte Bedeutung besitzen. Zwar können die abgerissenen Muskeln unter gewöhnlichen Verhältnissen nach erfolgter Einrichtung der erstmaligen Luxation ihren normalen oder einen dem normalen genäherten Ansatzpunkt wieder erreichen. Findet dies aber nicht statt, so ziehen sie sich mehr oder weniger weit zurück. Sie verwachsen dann zwar auch noch mit der Kapsel, aber an einem mehr pfannenwärts gelegenen Punkte. Die Kapsel, über welche sie in ganzer Breite hinwegzogen und die sie auf diese Weise spannten, verliert z. B. beim Abriß der Außenrotatoren ihre Tension nach hinten. Der Oberarmkopf kann daher, falls die Außenrotatoren weit genug zurückgeschlüpft sind, nach vorn sinken. Dadurch wird dem Antagonisten der Außenrotatoren, dem Musculus subscapularis, Gelegenheit gegeben, seiner Neigung zur Adduktion und Innenrotation nachgeben zu können. Der Kopf wird unter diesen Umständen stets das Bestreben haben, mehr nach dem vorderen medialen Pfannenrand hin abzuweichen. Schon geringe Gewalteinwirkungen werden ihn jetzt über den Pfannenrand hinausbefördern und so die Luxation herbeiführen. Die indirekte Gewalteinwirkung, wie sie der Zug des sich kontrahierenden Musculus deltoideus darstellt, kann bei dem gestörten Gleichgewicht der Schultermuskulatur genügen, den Kopf, der ja nicht mehr durch die Außenrotatoren nach hinten fixiert gehalten wird, nach der schon physiologisch schwächsten Stelle der Kapsel — nach unten hin — oder nach der häufigsten Ausbuchtungsstelle der Kapsel — nach vorn hin — über den Pfannenrand herausgleiten zu lassen. Auch ohne erheblichere Kapselerweiterung wird sich eine Luxation leicht herstellen, wenn das System der Schultermuskulatur in der geschilderten Weise in seiner feinen Ausbalancierung gestört ist, gewisse Muskelgruppen infolge abnormer Insertion zu geringe, ihre Antagonisten zu starke Wirkungen entfalten.

Ist mit den Sehnen der Außenrotatoren zugleich auch ihr Ansatzpunkt am Tuberculum majus abgerissen, ohne daß eine Vereinigung der Knochenbruchstücke stattgefunden hat, so können dieselben Verhältnisse wie bei dem Abriß der Muskeln allein eintreten. Auch hier haben wir mit der Dislozierung der normalen Insertionsstelle eine Entspannung der Muskeln vor uns, welche in dem eben geschilderten Sinne die Reluxationen begünstigen muß.

Derselbe Endeffekt wird durch die ganz anders geartete letzte Gruppe der pathologisch-anatomischen Veränderungen herbeigeführt, durch die Veränderungen an den Gelenkenden.

Während bei den Zerreißungen der Muskeln oder den Abrissen der Muskeln nebst ihren knöchernen Ansatzpunkten die Fixation nach hinten hin fortfällt, wird bei den Abrissen des Limbus cartilagineus oder den Absprengungen des vorderen unteren Pfannenrandes ein großer Teil des Widerstandes aufgehoben, der das Abgleiten des Kopfes von der Pfanne verhindert. Er wird also namentlich bei Bewegungen über die Horizontale hinaus, bei denen er sich fest auf die Pfanne stützen muß, leicht aus derselben herausgleiten, wenn irgendwelche Umstände ein Wiederanheilen des Pfannenrandbruchstückes oder des abgerissenen Limbus cartilagineus verhindert haben. Mit vermehrter Wiederholung solcher Luxationen kann der Kopf dann — falls dies nicht schon durch die erste Luxation mehr oder weniger ausgedehnt geschehen ist — den Musculus subscapularis und das mit ihm zusammenhängende Periost ablösen, der Schulterblatthals wird, vom Periost entblößt, durch den auf ihn gleitenden

Kopf abgeschliffen; wir haben dann schließlich Verhältnisse vor uns, wie wir sie in den Fällen von Volkmann, Popke, Broca und Hartmann, Sick, Wiesinger, Perthes, Seidel u. a. gesehen haben. In solchen Fällen kann wohl, wenn das Gelenk nicht eröffnet wird, die Kapsel sehr weit, aber intakt erscheinen, während die scheinbare Ausbuchtung der Kapsel tatsächlich nicht mehr dem Gelenk angehört, sondern eine extrakapsuläre neugebildete Höhle ist, welche mit dem Gelenk durch den nicht verheilten Spalt zwischen Limbus und Pfannenrand einerseits und Pfanne andererseits in Verbindung steht. Eröffnet man aber das Gelenk in weiter Ausdehnung, so wird man diese Verhältnisse, worauf besonders Perthes hinweist, genauer übersehen können. Bei weniger ausgedehnter Freilegung wird der tastende Finger wenigstens eine unregelmäßige Pfannenbegrenzung und eine abnorme Fortsetzung des Gelenkraumes medianwärts erkennen können, wodurch dann die Diagnose der vorliegenden Veränderungen ebenfalls gestellt werden kann.

Daß diese Verhältnisse nicht der Ansicht Malgaignes vom persistenten Kapselriß im eigentlichen Sinne entsprechen, ist bereits oben gesagt worden, ebenso daß sie die Ansicht Rosers von der allzu ausgedehnten Kommunikation der Bursa subscapularis mit dem Gelenk als Ursache der habituellen Luxation nicht stützen. Die Bursa subscapularis kann zwar möglicherweise an der Auskleidung der durch den Oberarmkopf vor dem Collum scapulae neugebildeten Höhle teilnehmen. Der Eingang in diese Höhle wird aber nicht durch die abnorm weite physiologische Kommunikation des Schleimbeutels mit dem Gelenk, sondern durch den pathologischen, traumatisch entstandenen Spalt zwischen Limbus cartilagineus und Pfannenrand dargestellt.

Viel umstritten in ihrer Entstehung und ihrer Bedeutung für die habituelle Luxation sind gewisse Irregularitäten der Pfannenfläche und die Defekte am Humeruskopf.

Wir haben außer den sicher akut traumatischen Veränderungen an der Pfanne auch andere kennen gelernt, bei denen das Kriterium des Traumas — Bruchlinie der Pfanne, freier, mit dem Pfannendefekt übereinstimmender Gelenkkörper oder in den Kapselteilen sitzendes Knochenstück — fehlt, aber trotzdem erhebliche Irregularitäten der Pfannenfläche bestehen. Es handelt sich um die Veränderungen vom Typ des Falles Löbkers, welche darin bestehen, daß die Pfannenfläche sich aus zwei verschiedenen Ebenen zusammensetzt, von denen die vordere mehr oder weniger steil medialwärts abfällt, so daß also vordere und hintere Gelenkflächenpartie in stumpfem Winkel zusammentrifft. Unzweifelhaft muß eine so beschaffene Pfanne bei irgendwelchen ergiebigeren Bewegungen — namentlich aber für die nach oben und hinten — eine große Gefahr bedeuten, da der Gelenkkopf allzu leicht auf der schiefen Ebene des vorderen medialen Pfannenteils nach vorn gleiten, über den Pfannenrand herausgehen und so luxieren kann. Die Träger einer solchen Pfannenveränderung werden also in hohem Maße der Gefahr der Reluxation ausgesetzt sein. Fraglich und umstritten ist nur, ob diese Pfannenveränderung primär entstanden ist und als sekundäres Leiden die wiederholten Luxationen nach sich zieht, oder ob die Luxationen aus anderer Ursache rezidivieren, die Irregularität der Pfannenfläche aber nur nebenher entsteht, also sekundärer Natur ist.

Dieselben Fragen sind für die Defekte am Humeruskopf aufzuwerfen. Die Defekte am Humeruskopf kommen zum Teil mit, zum Teil und zwar sehr viel seltener ohne Veränderungen an der Pfannenfläche oder am vorderen Pfannenrande vor. Wie wir gesehen haben, sitzen sie stets im überknorpelten Teil des Kopfes nach hinten und medial vom Tuberculum majus. Sie imponieren zum Teil als keilförmige Defekte von nur geringer Ausdehnung an der Hinterfläche des Kopfes; in anderen Fällen ist der Defekt umfangreicher, so daß er bei Broca und Hartmann fast $^1/_4$ der Kopfzirkumferenz beträgt. Er wird als scharfwinkelig, keilförmig, kahnförmig, halbmondförmig bezeichnet.

Die Entstehung dieses Defektes haben wir für einige Fälle sicher direkt auf ein Trauma zurückführen können, wie in dem oben geschilderten Fall von W. Müller (Francke Nr. 15). Der Defekt am Humeruskopf wies hier mehrere Sprünge auf und im Gelenk fand sich ein dreieckiger Gelenkkörper, der genau in den Defekt am Kopf paßte. Auch in dem Cramerschen Falle handelt es sich wohl sicher um eine bei der ersten Luxation erlittene Absprengung aus dem Humeruskopf, also um eine partielle Fraktur. Dagegen spricht nicht, daß der Gelenkkörper in diesem Falle im Verhältnis zum Defekt zu klein ist. Wir wissen ja, daß Bruchstücke eines Knochens und Knorpels mehr oder weniger stark resorbiert werden können. Außerdem kann der Defekt im Kopf später bei den rezidivierenden Luxationen in der gleich zu erwähnenden Weise vergrößert werden.

In den meisten anderen Fällen, in denen Defekte am Humeruskopf beschrieben werden, kann eine solche Fraktur aber nicht nachgewiesen werden. Hier muß eine andere Erklärung einsetzen. In den Fällen von Broca und Hartmann, Popke, Perthes, Seidel usw. kam der mehr oder weniger rechtwinkelige Defekt, wenn Luxationsstellung herbeigeführt wurde, auf dem vorderen Pfannenrand zu reiten. Freie Bruchstücke, welche dem Defekt entsprachen, wurden nicht gefunden, wenn man nicht etwa die Ansicht von Perthes und Seidel, daß es sich in ihren zwei Fällen bei dem Gelenkkörper um eine Absprengung vom Pfannenrand handelt, bezweifelt und den Gelenkkörper doch als Aussprengung aus dem kleinen Defekt am Kopf ansieht. Hierzu liegt aber kein Grund vor. Die Ansicht Frankes, die auch Wendel als möglich zugibt, daß in den Fällen, in welchen ein Gelenkkörper trotz vorhandenen Defektes am Kopfe nicht gefunden wurde, das abgesprengte Stück aus dem Kapselriß in die Umgebung geschlüpft und deswegen der Nachforschung entgangen sein könne, ist nicht recht haltbar, wenn man bedenkt, daß die betreffenden Befunde teils als Operations- teils als Sektionsbefunde recht genau (Löbker, Thomas Fall 6) festgestellt wurden. Eine völlige Resorption der abgesprengten Stücke ist ebenfalls schwerlich anzunehmen, da dieselbe wohl zu Veränderungen der Form und Größe, aber wenigstens bei auch nur einigermaßen erheblicheren Stücken niemals zum vollkommenen Schwund des Stückes führen wird.

Unter diesen Umständen gewinnt die Ansicht Riedingers und Löbkers, daß es sich bei den fraglichen Defekten um Druckusuren oder Abschlifferscheinungen handelt, an Bedeutung. Besonders Löbker weist darauf hin, daß bei jeder erneuten Luxation die Schlaffheit des Gelenkes erhöht und dadurch der Kopf mehr nach vorn und innen gebracht wird. An den in perverser Stellung aneinander gelagerten Gelenkflächen des Humerus und der Skapula findet ein Abschleifen der Knochenränder statt und es soll sich bei dem hierdurch bedingten Substanzverlust entsprechend der typischen Stellung beider Gelenkflächen auch die typische Form der Knochendefekte in jedem Falle im Laufe der Zeit einstellen. Für die Fälle Löbkers, in denen tatsächlich die ganze mediale Pfannenhälfte deformiert ist, so daß die ganze Pfanne winkelig geknickt erscheint und in denen auf der Kante dieses Winkels der Defekt im Humeruskopf reitet, ist diese Erklärung sehr wohl plausibel. Wir haben es hier eben mit einem Dauerzustand zu tun; wie Löbker selbst sagt, stehen die beiden Gelenkkörper dauernd in Fixationsstellung, in einer Nearthrose. Aus dieser Stellung heraus erfolgt dann die komplette habituelle Luxation.

Nun haben wir aber andere Fälle, in denen eine solche zum Dauerzustand gewordene fehlerhafte Stellung der Gelenkenden zueinander nicht vorhanden ist. Es sind vor allem die Fälle, in welchen z. B. wie in dem dritten Fall von Perthes und in Fall 3 von mir größere Defekte der Abschliffe an der Pfanne fehlen, ein Defekt am Humeruskopf zwar vorhanden ist, aber an einer Stelle, welche in gewöhnlicher Stellung des Gelenks gar nicht mit einem Teil der Pfanne in Berührung kommt, an welchem ein Abschliff im Löbkerschen Sinne erfolgen könnte. Der Defekt — als Negativ gedacht — findet sein ihm vollkommen entsprechendes Positiv erst in Luxationsstellung, und zwar am vorderen Pfannenrande, auf dem sich bei der Luxation der Defekt gewissermaßen aufstützt. Nun bleibt der Kopf in dieser Stellung ja aber nicht dauernd, er wird in der Regel nach verhältnismäßig kurzer Zeit wieder an seinen normalen Platz gebracht. Von einem Abschleifen kann unter diesen Umständen also keine Rede sein, zumal ja der Arm in der Luxationsstellung unbeweglich gehalten wurde. Auch die häufige Wiederholung dieser fehlerhaften Stellung von Pfannenrand und Kopf kann den Defekt nicht genügend erklären. Sehen wir doch im Fall Wendels den Defekt schon nach drei, in meinem dritten Fall nach fünf Luxationen ausgebildet. In diesen Fällen wird man annehmen müssen, daß es bei der ersten Luxation zu einem festen Aufeinanderpressen des Kopfes auf den Pfannenrand gekommen ist. Die Gewalt ist so groß gewesen, daß es zu einer Infraktion der oberflächlichsten Knochenbälkchen an dieser Stelle, möglicherweise auch zu einer Läsion der ernährenden Gefäße gekommen ist. Die betroffenen Knochenbälkchen gehen nach erfolgter Reposition zugrunde und werden resorbiert: ein anfänglich nur ganz flacher Defekt entsteht. Da die folgenden Luxationen in jedem Falle nach demselben Typus zu erfolgen pflegen, so kommt die schon geschädigte Stelle des Kopfes wieder auf den Pfannenrand zu stehen, und derselbe Vorgang der Schädigung der Knochenbälkchen und nachträglichen Resorption findet statt. Die Regelmäßigkeit in der Art der Wiederholung dieses Vorganges bedingt auch die Regelmäßigkeit des Defektes, die am meisten auffällt. Ebenso erklärt diese Genese die glatte Beschaffenheit der Wände des Defekts, den Mangel an Knorpelüberzug, die statt desselben vorhandene Überkleidung mit einer dünnen Bindegewebsmembran, sowie die sklerotische Beschaffenheit der an die Defektwände angrenzenden Spongiosapartien, die Wendel mikroskopisch feststellte.

Diese Defekte als angeboren zu erklären, wie Grégoire es tun will, und dann weiter auf Grund dieser Anschauung die habituelle Luxation auf abnorme angeborene Verhältnisse zurückzuführen, ist nicht angängig. Wir würden diese Veränderungen, wenn sie angeboren wären, viel häufiger doppelseitig finden als in der Tat der Fall ist. Ferner bliebe die große Zahl der Fälle dadurch ungeklärt, in welchen die besprochene Veränderung gar nicht vorhanden ist.

Lehnen wir also die Ansicht, daß die Defekte am Oberarmkopf angeboren sind, ab, so können wir sie ihrer Genese nach zurückführen:

1. auf direkte Absprengung eines entsprechenden Knochenstückes,
2. auf Abschlifferscheinungen der ständig in abnormer Stellung zueinander befindlichen korrespondierenden Pfannen-Kopfpartie,
3. auf Drucknekrose bewirkt durch temporäres Aufpressen der entsprechenden Kopfpartien auf den Pfannenrand.

Mit dieser Genese ist zugleich auf die Bedeutung der Defekte am Kopf für die Wiederholung der Luxation gegeben. **Die Defekte sind eine Folge der habituellen Luxation und nicht die Ursache derselben.** Eine andere Frage ist natürlich, ob und wieweit die durch die erste Luxation und ihre Wiederholungen entstandenen Defekte ihrerseits wieder den Eintritt einer Reluxation begünstigen. Es kann keinem Zweifel unterliegen, daß ein Humeruskopf mit Absprengungen oder Defektbildung im Verhältnis zur Kapsel zu klein, daß letztere also relativ zu weit werden kann und nun Reluxationen in erhöhtem Maße eintreten können.

Endlich sei noch kurz auf die Bedeutung der häufiger zu beobachtenden freien Gelenkkörper hingewiesen. Sie entstehen sicher zum allergrößten Teil durch Absprengung entweder vom Pfannenrand, oder, wie wir oben gesehen haben, vom Humeruskopf. Möglicherweise sind sie auch in selteneren Fällen das Resultat einer dissezierenden Entzündung, welche ein Knorpel-Knochenstück, das durch den eben geschilderten Mechanismus des Anpressens des Kopfes gegen den Pfannenrand in seiner Ernährung gestört ist, aus der gesunden Umgebung herauslöst. Eine einwandfreie Beobachtung ist in dieser Beziehung bei der habituellen Schulterluxation nicht gemacht. Die Möglichkeit eines solchen Vorganges ist aber zuzugeben.

Die Bedeutung eines solchen freien oder gestielten Gelenkkörpers ist darin zu sehen, daß sein Vorhandensein einen ständigen Reizzustand für das Gelenk bedeutet. Die Synovialhaut reagiert darauf mit verstärkter Flüssigkeitsabsonderung. Der Gelenkraum wird auf diese Weise erweitert, die Kapsel erschlafft. Die von seiten des Gelenkkörpers ausgeübten Reiz- und Einklemmungserscheinungen veranlassen einen Mindergebrauch des Gelenkes, damit eine gewisse Inaktivitätsatrophie der schon durch die Kapseldehnung erschlafften Muskeln. Auf diese Weise kann wohl einmal ein Gelenk, das die erstmalige Luxation ohne weitere Folgen überstehen würde, für die habituelle Luxation prädisponiert werden.

Erwähnt werden soll hier noch ein Befund am Schulterblatt, den Goldthwait mit der Genese der habituellen Luxation in Zusammenhang bringen will.

Er fand bei manchen Schultergelenkserkrankungen eine Verlängerung und eine Rückwärtsstellung des Akromion, in anderen Fällen eine Verlängerung oder stärkere Abwärtsbiegung des Proc. coracoideus. Er glaubt nun, daß in vielen — nicht allen — Fällen von habitueller Schulterluxation ebenfalls derartige Veränderungen bestehen. Der Oberarmkopf soll in diesen Fällen bei ausgiebigen Erhebungen über die Horizontale, sich gegen einen der beiden zu langen Knochenfortsätze anstemmen. Diese sollen für den Oberarm als Drehpunkt eines Hebels wirken und der Kopf soll nun aus der Pfanne herausgehebelt werden, entweder durch ein stärkeres Trauma, oder wenn die Kapsel durch den ständig gegen sie anhebelnden Kopf allmählich gedehnt ist, auch schon durch geringfügigere Ursachen. Die abnorme Gestaltung des Akromion oder Proc. corac. soll entweder angeboren oder erworben sein.

Thomas hält diesen Ausführungen mit Recht entgegen, daß Goldthwait nicht einen einzigen Fall zu nennen weiß, in dem die habituelle Luxation allmählich entstanden und nicht vielmehr aus einer akuten traumatischen Luxation hervorgegangen sei. Durch Leichenversuche glaubt er auch die Haltlosigkeit der Annahme von Goldthwait bewiesen zu haben. Wie dem auch sei — für einen großen Teil der Fälle würde, wie Goldthwait selbst angibt, seine Erklärung nicht zutreffen; für den Rest der Fälle müßte sie erst noch bewiesen werden.

Fassen wir die vorstehenden Ausführungen über die Bedeutung der pathologischen Befunde bei der habituellen Schulterluxation zusammen, so ergibt sich kurz folgendes:

1. Nach der primären traumatischen Luxation schlecht, d. h. nicht linear, sondern mit Interposition von Narbengewebe (vorn an der Durchtrittsstelle des Kopfes und hinten an der Abrißstelle der Außenrotatoren) verheilte Kapselrisse bedingen eine Erweiterung der Kapsel, die in manchen Fällen als alleiniger pathologischer Befund bei habituellen Luxationen auftritt und dann als Ursache derselben anzusehen ist.

2. Ein wesentliches mitwirkendes weiteres Moment für das Zustandekommen der habituellen Luxation ist im Abriß der Außenrotatoren vom Tuberculum majus und im Abriß des Tuberculum majus selbst zu erblicken. Abgesehen von der durch falsche Insertion bewirkten Kapselerweiterung entstehen Störungen in den Gleichgewichtsverhältnissen der Gelenkmuskulatur, welche zur habituellen Luxation disponieren.

3. In selteneren Fällen werden Absprengungen vom vorderen Pfannenrand und Ablederungen des Periostes, schon bei den ersten Luxationen erfolgt und nicht verheilt, die Ursache für die Neigung des Kopfes abgeben, aus der so erheblich veränderten Pfanne zu gleiten.

In vielen Fällen dieser Art werden die Veränderungen sekundärer Natur sein, d. h. im Verlauf weiterer Luxationen erfolgen, während vorher geringfügigere Schädigungen des Gelenks vorhanden waren.

4. Sonstige Irregularitäten am Kopf und an der Pfanne, Furchenbildung am Kopf und Mißbildungen der Pfannenfläche sind nur zum geringsten Teil primär traumatischer Natur. Meist sind sie sekundärer Natur, haben sich im Verlaufe der wiederholten Luxationen herausgebildet. Daß sie angeboren wären und so primär zur Ursache der Reluxationen wurden, ist durch nichts bewiesen.

5. Freie Gelenkkörper tragen nur insofern zur Neigung zur Wiederverrenkung bei, als sie unter Umständen durch Kapselerguß eine Kapseldehnung herbeiführen. Sie sind im übrigen nicht von ausschlaggebender Bedeutung.

Die Therapie der habituellen Schulterluxation.

Von der Ansicht ausgehend, daß in der Genese der habituellen Schulterluxation die Schwäche der Schultermuskulatur eine erhebliche Rolle spiele, versuchte man durch Bäder und Duschen, Vesikatoren, auch durch tonisierende innere Mittel, z. B. Eisen, eine Kräftigung der Muskeln herbeizuführen. Ein solches Vorgehen schlug z. B. A. Cooper vor. Brodie will damit vorübergehende Erfolge erzielt haben. Diese Erfolge sind aber eben nur vorübergehend, wie dies auch neuerdings wieder Burrell und Lowett am eigenen Material in Beziehung auf Massage und Elektrizität feststellen konnten.

Auch die Fixation des Gelenkes, besonders von Volkmann vorgeschlagen, führte meist nicht zu dem erwünschten Ziel. In einigen Fällen zwar wird über die einfache Fixation durch Bindenwicklung Günstiges berichtet. So beobachtete Berger eine 5—6 Jahre lang bestehende Heilung nach einer mehr als 3 Wochen langen Fixierung des kranken Gelenkes. In zwei anderen Fällen wurde das Gelenk länger fixiert und zwar in der Weise, daß eine Binde durch die Achsel der gesunden Seite um die Brust herum und dann um die untere Partie des Deltoideus am kranken Arm geführt wurde. Dadurch wird natürlich die Abduktion des Armes stark gehemmt, wenn auch nicht vollkommen aufgehoben. Eine der wesentlichsten Gelegenheitsursachen der habituellen Luxation — eben die Abduktion und Elevation des Armes — wird damit beseitigt. Einer der Patienten Bergers soll auch, nachdem er die längere Zeit getragene Bandage fortgelassen hatte, kein Rezidiv bekommen haben.

Ein Patient von Thomas machte ähnliche Erfahrungen. Er bekam keine Luxation, wenn er den Arm nachts an den Körper anbandagierte, während die Luxationen sonst auch im Schlafe auftraten.

In einem anderen Falle von Burrell und Lovett brachte eine sechswöchige Fixation des Armes in Verbindung mit Massage und Faradisierung eine so große Besserung, daß der Patient schließlich wieder im Schlagballspiel tätig sein konnte.

Nach den angeführten Fällen zu urteilen, denen man wohl noch einzelne andere zugesellen könnte, liegt also wohl die Möglichkeit vor, daß nach längerer oder kürzerer Fixation des Gelenkes weitgehende Besserung oder wohl auch völlige Gebrauchsfähigkeit des Armes erzielt wird. Immerhin sind dies Ausnahmen. Im allgemeinen kann man sagen, daß die Dauer des Erfolges der fixierenden Behandlung von der Dauer der Fixation unmittelbar abhängt. Hört die Fixation auf, so treten auch die Luxationen bald wieder ein. Ein erheblicher Nachteil der fixierenden Behandlung ist auch, daß das Gelenk mehr oder weniger immobilisiert, für die wesentlichsten Verrichtungen im Schultergelenk also unbrauchbar wird. Das ist auch der Grund, weswegen die Patienten die Fixierung nur eine gewisse Zeit ertragen, sie dann fortlassen und damit gewöhnlich ihre Rezidive wiederbekommen.

Dem Nachteil der vollkommenen Immobilisierung suchen die verschiedenartigsten Bandagen abzuhelfen. In manchen Fällen werden nicht ungünstige Erfolge berichtet. So sah Schultze bei einem Patienten, der zwei Jahre lang die Hoffasche Bandage trug, vier Jahre Rezidivfreiheit. In einem anderen Falle traten aber trotz langen Tragens der Hoffaschen Bandage nach Fortlassen derselben wieder zwei Rezidive auf, wenn auch mit Zwischenräumen von mehreren Jahren. Der Erfolg derselben ist also durchaus kein sicherer. Ein Patient Le Forts trug die Collinsche Bandage 3 Monate lang mit gutem Erfolg. Ein anderer trug einen ähnlichen Apparat 9 Jahre hindurch ohne Reluxation. Als er aber glaubte, sie nun nicht mehr nötig zu haben, trat sofort seine 12. Luxation ein. In anderen Fällen war die Bandage vollkommen nutzlos, so in dem Fall von Samosch, wo sie 6 Wochen vergeblich getragen wurde. In dem Fall von Popke trug der Patient sogar, nach nutzloser Bandage, ein entsprechend eingerichtetes Korsett ohne jeden Erfolg.

Auch in meinem eigenen zweiten Fall konnte die Bandage einen völligen Schutz gegen die Luxation im epileptischen Anfall nicht gewähren, wenn auch eine gewisse Besserung herbeigeführt wurde. Andere Beispiele für die Nutzlosigkeit der Bandagen lassen sich noch weiter sammeln. Andererseits gibt es eine Anzahl von Fällen, in denen man schließlich zum Erfolg kam. In jedem Falle haben die meist aus Lederhülsen konstruierten kappenförmigen Apparate den erheblichen Nachteil, daß sie verhältnismäßig schwer sind, dem Arm natürlich nur beschränkte Exkursionen gestatten, dadurch schon für gewöhnliche Verrichtungen unbequem werden und vollends die Arbeit beträchtlich hindern. Das ist auch der Grund, weswegen die Bandage sehr bald fortgelassen wird und die Rezidive wieder auftreten, wie dies außer in den oben genannten Fällen auch in denen von Cramer, Bardenheuer u. a. m. beobachtet wurde. Werden die Bandagen aber wirklich längere Zeit hindurch getragen, so bewirken sie neben einer Atrophie der Schultermuskulatur eine mehr oder minder erhebliche Versteifung des Gelenkes, führen also eine beträchtliche dauernde Gebrauchsbeschränkung herbei. Ob der neuerdings von Baumbach angegebene Apparat, der eine Fixation des Schulterblattes, und durch entsprechende Pelotten am vorderen und unteren Pfannenrande eine Barriere gegen das Herausgleiten des Kopfes bei gut erhaltener Beweglichkeit des Armes schaffen will, den Ansprüchen genügt, muß erst noch durch weitere Erfahrungen festgestellt werden. Die bisherigen, bei der Bandagenbehandlung im allgemeinen gemachten Beobachtungen ermutigen jedenfalls nicht zu großen Hoffnungen.

Die operative Behandlung.

Auf Grund der eben wiedergegebenen Erfahrungen mit den konservativen operationslosen Behandlungsmethoden darf man wohl behaupten, daß die Bestrebungen, den im großen und ganzen schlechten Erfolgen der rein konservativen Maßnahmen durch operatives Vorgehen zu begegnen, gerechtfertigt sind. Diese Bestrebungen sind zum Teil uralt. Ein Beweis, daß das Versagen der rein konservativen Behandlung vielfach schon im Altertum bekannt war, ist der Vorschlag von Hippokrates, die Haut der Achselhöhle mit dem Glüheisen von der einen Seite zur anderen zu durchdringen, wohl um so eine narbige Schrumpfung in der Umgebung des Gelenkes und damit eine Erschwerung der Beweglichkeit desselben herbeizuführen, und auf diese Weise ein Rezidiv der Luxation zu verhüten. In derselben Richtung bewegt sich der Vorschlag Malgaignes, durch subkutane Inzisionen eine Auffrischung der Gelenkkapsel und Narbenbildung in der Umgebung des Gelenkes, also eine gewisse Fixation desselben zu bewirken. Schrumpfung des Kapselraumes suchte Genzmer durch Injektion von reiner Jodtinktur in das Gelenk herbeizuführen, und er berichtet über zwei in dieser Weise geheilte Fälle. Einen ähnlichen Gedankengang scheint neuerdings Keppler (Biersche Klinik) zu verfolgen, wenn er Blutinjektionen in die Kapsel bzw. das Gelenk macht. In drei so behandelten Fällen traten Rezidive auf, in einem Fall ist der Erfolg unbekannt, in zwei weiteren Fällen bestand $1^{1}/_{2}$—4 Jahre Rezidivfreiheit. Im großen und ganzen hat die Arbeit im Dunkeln, wie sie die Verwendung des Glüheisens oder die subkutanen Injektionen bedingen, keine Anhänger gefunden. Da diese Methoden außerdem ebenso wie die Injektionen in das Gelenk infolge von Kapsel- und parartikulärer Schrumpfung Bewegungseinschränkungen mit sich bringen müssen, wenn sie überhaupt erfolgreich sein sollen, so entsprechen sie sicher nicht dem Ideal einer guten Therapie.

Im diametralen Gegensatz zu diesen schonenden, aber vielfach unvollkommenen Methoden steht das radikalste Vorgehen, das bei dem vorliegenden Leiden überhaupt möglich ist: Die Resektion des Oberarmkopfes. Sie wurde ausgeführt in den Fällen von Cramer, Küster, Volkmann, Nélaton, Kraske, Löbker, Schüller, W. Müller (Franke Fall 15), nachdem bereits Hueter den Vorschlag zu dieser Operation bei habitueller Schulterluxation gemacht hatte. Einen Vorteil akademischer Art hat die Resektion unzweifelhaft. Kopf und Pfanne liegen übersichtlich vor, die pathologischen Veränderungen können in voller Ausdehnung überblickt werden. Demgegenüber steht aber ein erheblicher Nachteil: die bedeutende Einschränkung der Gelenkfunktion und die damit verbundene Minderung der Erwerbsfähigkeit, die für manche Berufe erheblicher sein kann, als die durch die habituelle Luxation bedingte. Auch günstigere Wundverhältnisse bietet die Resektion nicht, wie man im Anfang der Gelenkchirurgie meinte, da man von der einfachen Arthrotomie Gelenksteifigkeit erwartete. Die Resektion ist deswegen mit Recht zugunsten der weiter unten zu schildernden, weniger eingreifenden, aber doch erfolgreichen Methoden verlassen worden, die im wesentlichen auf Herstellung normaler Kapsel- und Muskelverhältnisse ihr Augenmerk richten. Man soll die Resektion auch nicht ganz generell, wie Miculicz (Samosch) und J. Müller (Kronacher) vorschlugen, für diejenigen Fälle reservieren, in denen Defektbildungen am Gelenkapparat vorliegen — im allgemeinen also für die schwersten Fälle. Auch diese können, wie wir sehen werden, durch die mehr konservativen Methoden günstig beeinflußt werden. Nur in den Fällen, in denen ein auffallendes Mißverhältnis zwischen Kopf und Pfanne besteht, und der Versuch einer gut durchgeführten konservativen Operationsmethode gescheitert ist, sollte man zur Resektion schreiten.

Das von der Resektion Gesagte gilt in gleicher Weise für die Arthrodese, welche Albert zuerst ausführte, indem er von einem hinteren, im Verlauf der Fasern des Musculus infraspinatus liegenden Schnitt die Knorpelflächen der Pfanne und des Kopfes entfernte und beide Gelenkteile durch eine Naht von Kängurusehne aneinanderbrachte. Ihm folgte, soweit aus der Literatur ersichtlich ist, nur Wilms, der in einem Falle ebenfalls die Knorpelflächen entfernte und eine Knochennaht durch den Humeruskopf und das Akromion legte. Das Resultat der Arthrodese, falls es dem Sinn derselben entspricht, muß natürlich eine vollkommene Ankylose des Gelenkes sein. Die gegen die Resektion angeführten Gründe gelten also hier in noch erhöhtem Maße.

In ein für die Funktion aussichtsreicheres Stadium trat die operative Behandlung der habituellen Schulterluxation mit der Erkenntnis, daß die verstümmelnden Operationen der Resektion und Arthrodese im allgemeinen nicht nötig seien, sondern durch Eingriffe, welche auf Verkleinerung der in fast allen Fällen erweiterten Kapsel hinzielten, mit den besten Aussichten auf Erfolg ersetzt werden könnten.

Krönlein sagt in seiner Lehre von den Luxationen im Jahre 1882: „Es ist doch denkbar, daß durch Exzision eines ellipsenförmigen Kapselstückes und darauffolgende Naht die zu weite Kapsel verengt und durch Sehnen-Knochennähte die abgerissenen und retrahierten Muskeln mit dem Orte ihrer Insertion wieder in Berührung und organische Vereinigung gebracht werden können." Im Sinne dieser theoretischen Erwägungen hatte zuerst Gerster und etwas später Bardenheuer die ersten praktischen Erfolge zu verzeichnen.

Gerster erzielte (1883) in einem Falle von allerdings pathologischer Luxation eine Verkleinerung der Kapsel durch partielle Exzision und Naht der Schnittränder des gesetzten Defektes, ebenso Bardenheuer in einem Falle von rezidivierender Luxation (vor 1886). Später hat dann Ricard (1892) zwei Fälle von habitueller Luxation durch einfache Raffung der Kapsel zur Heilung gebracht. Seitdem haben eine ganze Reihe von Autoren durch dieselben oder ähnliche Maßnahmen an der Kapsel bemerkenswerte Erfolge erzielt, indem sie die Verkleinerung der Kapsel ebenfalls durch Raffung ohne oder mit Eröffnung des Gelenkes, oder durch Exzision von Kapselstücken mit nachfolgender einfacher oder Raffnaht bewirkten.

Den pathologisch-anatomischen Veränderungen wird man mit den reinen Kapselmethoden in vielen Fällen allerdings nicht gerecht. Für die Fälle, welche mit Abrissen der Rotatoren oder des Tuberculum majus verbunden sind, hat deshalb Bardenheuer ebenso wie schon der eben zitierte Krönlein die operative Fixation an normaler Stelle vorgeschlagen. Er sagt (Deutsche Chir. Lief. 63a I. Teil S. 418):

„Wenn die Rotatoren abgerissen werden, so könnte man dieselben an den ihnen zukommenden Platz annähen, geradeso wie ich es bei einem Schlottergelenk des Ellenbogengelenkes nach der Resektion mit der Tricepssehne gemacht habe. — Das abgebrochene Tuberculum majus könnte man gleichfalls an seinen ihm zugehörigen Platz zurückleiten und durch die Naht daselbs fixieren."

W. Müller hat diese Vornähung der Außenrotatoren zuerst ausgeführt. Perthes sucht in jedem Falle die anatomischen Verhältnisse wieder herzustellen, indem er in zwei Fällen die Außenrotatoren wieder an ihre Insertionsstellen am Tuberculum majus fixierte und in einem anderen Falle den Limbus cartilagineus wieder mit dem vorderen Pfannenrande, von dem er abgerissen war, vereinigte.

Aus demselben Bestreben heraus, möglichst normale Verhältnisse zu schaffen, nahm Hildebrand eine Korrektur der knöchernen Gelenkenden in der Weise vor, daß er in seinen Fällen die namentlich in ihrem vorderen Teile stark veränderte, zu flache Pfanne vertiefte, um auf diese Weise ein Abgleiten des Kopfes nach vorn zu hindern.

Schließlich bemühte man sich, den oben erwähnten Kapselmethoden dadurch größere Sicherheit zu verleihen, daß man eine Verstärkung der verkleinerten

Kapsel an der Nahtstelle bzw. an der für die Luxation typischen Stelle herbeizuführen suchte. So fügte man der einfachen Kapselraffung eine Anlagerung
benachbarter Muskeln hinzu oder man lagerte die beiden Schnittränder der
inzidierten Kapsel übereinander, doppelte sie also, fügte dieser Doppelung schließlich auch noch eine Muskelplastik hinzu. Payr und Seidel endlich verstärkten
die Nahtstelle der exzidierten Kapselpartie durch frei transplantierte Fascie.

Ein neues Prinzip in die operative Behandlung der habituellen Schulterluxation führten Clairmont und Ehrlich ein, indem sie von jeder Korrektur
am Gelenk selbst absahen und durch plastische Operationen einen am Gelenk
angreifenden, der Luxationsrichtung entgegenwirkenden Muskelzug zu schaffen
suchten.

Von ähnlichen Gesichtspunkten gehen Röpke und Young bei den von
ihnen empfohlenen parartikulären Muskeloperationen aus. Payr und neuerdings auch Kirschner schließlich versuchten durch parartikuläre freie Fascienplastik der habituellen Luxation entgegenzuwirken.

Die folgende Zusammenstellung gibt eine Übersicht über die bei der
habituellen Schulterluxation angewendeten Operationsmethoden mit Ausschluß
der Resektion und der Arthrodese.

1. Korrektur der Kapsel allein.

1. Naht des frischen Kapselrisses und Raffnaht.

   W. Müller (Kohlhase Fall 1).

2. Raffung der Kapsel ohne Eröffnung.

   Ricard-Verneuil, Steinthal,
   Palladini, Dehner, J.Wolff
   Bardescu,Mauclaire,Dahl-
   gren, Schultze (Bier) Fall 6,
   Payr.

3. Inzision der Kapsel. Naht des alten
Kapselrisses.

   Thomas.

4. Inzision und Raffung der Kapsel.

   W. Müller (Kohlhase Fall 2,
   Francke Fall 16), Krumm,
   Perthes, Mauclaire.

5. Inzision. Tamponade auf die Ablösungsstelle der Kapsel vom Pfannenrand.

   Wiesinger.

6. Exzision eines Kapselstückes. Naht.

   Bardenheuer, Gerster, J.
   Collins - Warren, W. Müller (Francke Fall 17), Burrell-Lovett,Telford,Gold-
   mann (Wilmanns Fall 1),
   Martens.

7. Exzision eines Kapselstückes. Raffung.

   Kronacher (J. Müller).

**II. Korrektur der Kapsel und abge-
rissenen Muskeln.**

1. Exzision eines Kapselstückes. Vornähung der Auswärtsroller.

   W. Müller (Francke Fall 18).

2. Inzision der Kapsel. Naht der abgerissenen Auswärtsroller an ihre
Insertionsstelle. Raffung.

   Perthes Fall 1 und 2.

III. Korrektur an den Gelenkenden.

1. Naht des abgerissenen Limbus cartilagineus an die Pfanne. Raffung
der Kapsel.

   Perthes Fall 3.

2. Neue Pfannenbildung.

   Hildebrand, Thomas.

**IV. Korrektur der Kapsel. Plastische
Verstärkung derselben.**

1. Raffung ohne Eröffnung. Verstärkung durch Muskeln.

   Bardescu, Piqué, Lardennois.

2. Inzision und Doppelung.

   Miculicz (Samosch), Dreesmann (Grothe), Samter,

Tschisch, Goldmann-Wilmanns, Thomas, Schultze (Bier).

3. Exzision und Doppelung.
   Schultze (Bier).
4. Inzision, Doppelung, Muskelplastik.
   Werndorff.
5. Exzision, Naht, freie Fascienplastik.
   Payr, Seidel.

V. Parartikuläre Muskelplastik ohne direkte Inangriffnahme des Gelenkes.
1. Clairmont-Ehrlichsche Operation.
   Clairmont-Ehrlich, Seidel, Armour.

2. Clairmont-Ehrlichsche Operation modifiziert.
   Seidel.
3. Raffung des Musculus subscapularis.
   Röpke.
4. Einkerbung der Sehne des Musculus pector. maj. und Latissimus dorsi.
   Young.

VI. Parartikuläre freie Fascienplastik ohne direkte Inangriffnahme des Gelenkes.
   Payr, Kirschner.

Die Operationstechnik.

Die verschiedenen Arten des Vorgehens bei den Operationen sollen in ihren wichtigsten Zügen etwas eingehender betrachtet werden.

Zunächst die Schnittführung.

Dehner verwendete in seinem Falle einen hinteren Schnitt. Er begann ihn am hinteren Winkel des Akromion und spaltete den Deltoideus an der Hinterfläche des Gelenkes durch einen Schnitt von 15 cm Länge. Die in diesem Fall stark erweiterte Gelenkkapsel wurde an der Hinterfläche gerafft.

Dehner hebt die leichte Zugänglichkeit der Gelenkkapsel von diesem Schnitt aus hervor — sie sollte direkt unter dem Deltoideus zum Vorschein kommen. Er berücksichtigt dabei aber nicht, daß die Hinterfläche der Kapsel von den Sehnen der Außenrotatoren zum größten Teil bedeckt ist, eine Raffung der Kapsel allein also nur nach Spaltung dieser Sehnen möglich ist. Hat Dehner dieselbe nicht vorgenommen, so hat er keine reine Raffung der Kapsel, sondern eine Raffung von Kapsel und Sehnen ausgeführt.

Der zweite Umstand, der Dehner den hinteren Schnitt empfehlen läßt, daß nämlich durch ihn der Kopf gegen den hinteren Pfannenrand gezogen werde, trifft vielleicht zu, weniger aber der daraus abgeleitete Vorteil, daß er nun gegen die Dislokation nach vorn mehr gesichert sei als bei Verkleinerung der Kapsel in ihrem vorderen Umfange, wodurch nach Dehner der Kopf nach dem vorderen Pfannenrand gezogen und in den Fällen, in welchen letzterer abgeschliffen ist, die Disposition zur Reluxation gewissermaßen geradezu erhöht werden müsse. Die Erweiterung der Kapsel in ihrer vorderen und unteren Partie ist, wie wir gesehen haben, ein wichtiges Moment für das Zustandekommen der Reluxation bei der habituellen Luxation. Man kann sich nun schwer vorstellen, daß durch die Verkürzung der Kapsel an der Hinterfläche auch die vorderen Kapselpartien in genügender Weise gespannt werden, um dem gegen sie andrängenden Kopf in allen Fällen erheblichen Widerstand zu bieten. Andererseits ist es wahrscheinlich, daß durch die bei der vorderen Kapsuloraphie bewirkte Innenrotation des Kopfes die ja nie sehr erheblich erweiterte hintere Kapselpartie genügend gespannt wird, um auch den gedehnten oder abgerissenen, aber doch in narbigem Zusammenhang mit der Kapsel stehenden Außenrotatoren eine Tension zu geben, welche gnügt, dem Abgleiten des Humeruskopfes nach vorn oder vorn unten einen wirksamen Widerstand entgegenzusetzen.

In der Tat ist auch die hintere Schnittführung nur noch in wenigen Fällen, und zwar aus der besonderen Indikation der Freilegung des Tuberculum majus angewendet worden. So benützte sie Müller in einem seiner Fälle zum Annähen der abgerissenen Außenrotatoren an ihren Ansatzpunkt (Francke, Fall 18). Denselben Weg schlug Perthes in seinem Fall 2 ein, unter Benutzung des Kocherschen Resektionsschnittes. Nach einem bogenförmigen, fast rechtwinkligen Schnitt, dessen oberer Teil dem Akromion und der Spina scapulae bis zur Mitte, dessen unterer Teil dem Hinterrande des M. deltoideus folgte, wurde eine dem Ursprung des Musculus deltoideus entsprechende Spange vom Außenrande des Akromion und der Spina scapulae abgemeißelt und im Zusammenhang mit dem M. deltoideus und der ihn bedeckenden Haut nach unten geklappt. Die Umgebung des Tuberculum majus, auf die es in dem Fall besonders ankam, wurde dadurch in vorzüglicher Weise freigelegt. Trotzdem würde Perthes, wie er selbst sagt, doch eine vordere Schnittführung vorziehen, weil es sich bei der Operation zeigen kann, daß auch am inneren Pfannenrand Abrisse vorliegen, die die Freilegung dieser Gegend wünschenswert erscheinen lassen.

Von dem hinteren Schnitt ist aber der vordere Pfannenrand nicht genügend zugänglich, während sich umgekehrt das Tuberculum majus auch von einem vorderen Schnitt erreichen läßt. Dieses Urteil von Perthes dürfte genügen, die hintere Schnittführung nicht als Normalverfahren zu empfehlen.

Neuerdings wird von Thomas und nach ihm von Telford ein Schnitt an der Unterfläche des Gelenks empfohlen. In 12 Fällen legte er bei eleviertem Arm den Schnitt hinter die vordere Achselfalte und ging vor den großen Achselgefäßen und -nerven in die Tiefe. Er hält dieses Vorgehen für die einfachste, sicherste und wirkungsvollste Operationsmethode gegenüber allen anderen Methoden. In zwei Fällen wurde sie auch von Telford angewendet, der sich ebenso wie Stimson sehr anerkennend über sie ausspricht. Thomas fand aber doch einen Nachteil: die Freilegung der Kapsel wurde nur unter beständigem starken Zuge an den Wundrändern, besonders an der Außenseite erreicht. Eine Abstellung dieses, auch anderen Methoden gemeinsamen Übelstandes fand Thomas in der Schnittführung hinter den großen Achselgefäßen, die er in letzter Zeit in 6 Fällen mit bestem Erfolg angewendet hat. Er macht einen 4—5 Zoll langen Schnitt hinter den großen Achselgefäßen, dessen Mittelpunkt der Humeruskopf ist, der in der Tiefe leicht palpiert werden kann. Die Gefäße können nicht gut durchgefühlt werden. Aber wenn der Schnitt an die Stelle des Überganges der hinteren Achsenfaltenmuskel auf den Arm gelegt wird, befindet man sich hinter den Gefäßen. Nach Durchtrennung der Haut und Fascie wird die glänzende Sehne des M. latissimus dorsi in der Tiefe der Wunde freigelegt. Unmittelbar über ihr liegt der M. subscapularis, der hier noch nicht sehnig ist. Im Zwischenraum zwischen beiden Muskeln wird die Kapsel freigelegt, die unmittelbar unter dem Subscapularis liegt und mit ihm fest verbunden ist. Dieser Muskel muß daher aufwärts und einwärts gezogen werden und kann von der Kapsel durch den Skalpellstiel oder den Finger getrennt werden. Vorher muß indessen der Nervus circumflexus humeri mit den ihn begleitenden Gefäßen (A. und V. circumfl. humeri posterior) in seinem Verlauf festgestellt werden. Er liegt im oberen nach dem Humerusschaft hin gelegenen Wundwinkel. Bei luxiertem Kopf können Nerv und Gefäße über die prominenteste Stelle derselben hinwegziehen, so daß man unerwartet auf sie kommen kann. Der Nerv muß auf jeden Fall geschont werden. Die so erzielte Freilegung der Kapsel war nicht vollkommen, aber doch für das weitere Vorgehen genügend.

Thomas rühmt diesem Vorgehen große Einfachheit nach. Die Blutung soll sehr gering sein, der N. circumfl. humeri sich sehr gut freilegen lassen, die Operationsdauer nur 20 bis 30 Minuten betragen gegen 1 bis $1^1/_2$ Stunden bei seinem ersten Vorgehen vor den Achselgefäßen.

Die meisten anderen Operateure bahnen sich einen Zugang zum Gelenk von der Vorderfläche. Als Hauptschnitt kam meist in Frage der Resektionsschnitt von Ollier und Hüter vom Akromion bis unter den Ansatz des Musculus deltoideus (Dreesmann, Krumm, Miculicz, Perthes Fall 3, Werndorf, Burrell-Lovett, Hildebrand, Clairmont und Ehrlich, Payr, Seidel u. a. m.).

Mehr an der lateralen Seite der Vorderfläche der Schulter, also im Sinne des Volkmannschen Schnittes, ging in einigen seiner Fälle W. Müller ein.

In einigen Fällen gab der Schnitt im Sulcus deltoideo-pectoralis keine genügende Übersicht. Schon Ricard fügte deswegen einen Hilfsschnitt hinzu, indem er einen Querschnitt unter dem Schlüsselbein und dem Akromion zur Ablösung des Deltoideus führte. Auch Samter führte am oberen Ende des vorderen Querschnittes einen Hilfsschnitt dicht unterhalb des Schlüsselbeins horizontal nach außen bis zum Akromioklavikulargelenk und löste den Deltoideus ab. Noch radikaler ging Perthes in seinem Falle 1 vor. Er machte einen hufeisenförmigen bzw. deltaförmigen Schnitt längs dem freien Rande des Deltoideus. Der Schnitt begann vorn am Processus coracoideus, ging dann nach der Insertion des M. deltoideus wieder in die Höhe, um hier etwas unterhalb des Humeruskopfes zu enden. Der Deltoideus wurde nahe an seinem Ansatze etwa 2 cm vom Knochen entfernt durchgetrennt, so daß nur ein kleiner Teil des Muskels im Zusammenhang mit dem Knochen blieb, die Hauptmasse aber in Form eines Hautmuskellappens nach oben geschlagen werden konnte. Der hintere Rand des Muskels wurde dabei nur in seiner unteren Hälfte freigelegt, so daß der Eintritt des Nervus axillaris nicht verletzt werden konnte.

Kronacher schließlich legte das Gelenk von vorn und von der Axilla aus frei.

Auf Grund eigener Erfahrung kann gesagt werden, daß im allgemeinen der vordere Schnitt in der Morenheimschen Grube eine gute Übersicht über das Gelenk gibt, wenn man nur die in der Tiefe vorgelagerten Muskeln in geeigneter Weise beiseite räumt. Das kann in folgender, ähnlich schon von Clairmont und Ehrlich geschilderten Weise geschehen. Es sei auf ihre hier in Abb. 20 und 21 wiedergegebenen Abbildungen und auf meine Abb. 17 verwiesen. Der Schnitt beginnt zwischen Processus coracoideus auf dem Akromion und reicht nach unten bis über den Ansatzpunkt des Musculus deltoideus am Oberarm hinaus. Unter der Fascie kommt man auf die Vena cephalica, welche die Grenze zwischen Deltoideus und Pektoralis bildet. Sie wird entweder beiseite gezogen oder doppelt unterbunden und durchtrennt. Die medialen Fasern des Musculus deltoideus werden zum Teil stumpf, zum Teil scharf auseinandergedrängt. Die Muskelpartien sind medial- und lateralwärts kräftig auseinanderzuziehen. Im unteren Wundwinkel wird dann die Sehne des Musculus pectoralis major sichtbar, während man weiter nach oben hin auf die nach dem Sulcus intertubercularis verlaufende lange Bicepssehne, medialwärts auf den zum Processus coracoideus hinziehenden kurzen Bicepskopf bzw. den Musculus brachialis internus stößt. Die beide Bicepsköpfe quer überbrückende Pektoralissehne wird nach gehöriger Isolierung aus dem Bindegewebslager bis zur Hälfte gespalten. Danach kann man die beiden Bicepsköpfe in weiter Ausdehnung stumpf voneinander isolieren. Zieht man beide Köpfe kräftig auseinander, so liegt die Vorderfläche des Gelenkes und mit ihr innig verbunden die Sehne des M. subscapularis frei. Will man die Kapsel in weiterer Ausdehnung freilegen, so muß man diese Sehne vor ihrem Ansatze an das Tuberculum minus quer durchtrennen. Dann hat man einen guten Überblick auch über die vorderen und unteren Partien der Kapsel, auf die es besonders ankommt. Bei Außenrotation bzw. Elevation spannen sich die Kapselpartien in übersichtlicher Weise an.

Von Gefäßen trifft man auf diesem Wege nur einige Äste der Arteria thoracico-acromialis, ferner am Collum chirurgicum die Arteria und Vena circumflexa humeri anterior. Die Unterbindung und Durchtrennung derselben ist ratsam. Die Arteria und Vena circumflexa humeri posterior und der N. axillaris liegen weiter medialwärts in der Tiefe und kommen bei dem geschilderten Vorgehen nicht in Frage.

Nach diesem ersten vorbereitenden Akt erfolgt das eigentliche Vorgehen am Gelenk selbst. Man kann die Kapsel entweder, ohne sie zu eröffnen, raffen, wie es zuerst Ricard angegeben und Steinthal, Palladini, Wolf, Bardescu, Mauclaire, Dahlgren u. a. m. nach ihm ausgeführt haben, oder man eröffnet das Gelenk durch breite Kapselinzision.

Das letztere Vorgehen verdient doch wohl den Vorzug, weil man sich dabei über den Zustand des Gelenkes genauer informieren kann, als ohne Eröffnung, wie dies schon Perthes hervorhebt und ich selbst in meinem letzten Fall erfahren habe. Die Beschaffenheit des vorderen Pfannenrandes und des Kopfes treten deutlicher zutage. Gelenkkörper können extrahiert werden. Bei der heutigen Asepsis wird man die Eröffnung des Gelenkes nicht mehr scheuen. Das revidierte Gelenk kann ohne weitere Maßnahmen wieder geschlossen und die Kapsel gerafft werden. Es kann aber auch ein Stück der erweiterten Kapsel exzidiert werden, worauf der Defekt durch einfache Naht geschlossen wird, oder es wird die durch die Exzision schon verkleinerte Kapsel noch weiter durch Raffung oder Doppelung verengt bzw. eine andere der oben angeführten Operationsmethoden angewendet.

An eine Tamponade des eröffneten Gelenkes wird man heutzutage allerdings nur noch in Ausnahmefällen unter besonderer Indikationsstellung denken, dagegen, wenn nötig, nach dem Vorgehen von W. Müller und Perthes die Herstellung normaler Verhältnisse versuchen, indem man die Muskeln oder Knochenstücke wieder an ihre normale Stelle bringt. Unter Umständen ist dabei ein Hilfsschnitt vom oberen Wundwinkel nach außen notwendig, wie ihn Ricard und Samter ausführten. Erwähnenswert ist unter diesen Gesichtspunkten die Technik von Perthes. Derselbe benutzte hufeisenförmige

Drahtstiftnägel, welche er in den Oberarmkopf in die Gegend des Tuberculum majus eintrieb. Mit denselben verknüpfte Seidennähte, welche auch durch die abgerissenen Muskeln durchgeführt wurden, brachten letztere an ihre Insertionsstelle heran. Die Nägel wurden mit einem Stempel in den Knochen eingetrieben.

Wenn notwendig kann an die Eröffnung des Gelenkes auch die Korrektur der Gelenkenden angeschlossen werden, sei es, daß man, wie Hildebrand eine verbesserte Pfannenbildung durch Vertiefung des alten Pfannenrandes mit dem scharfen Löffel oder dem Meißel herbeiführt, oder daß man wie Perthes den abgerissenen Limbus cartilagineus an den Pfannenrand annäht. In letzterem Falle kann dem Schluß des Gelenkes eine Kapselraffung folgen. Im ersteren Falle wurde das Gelenk tamponiert, um durch Narbenbildung eine Verkleinerung des Kapselraumes herbeizuführen. Erwähnenswert ist, daß Thomas in zwei seiner Fälle (Nr. 6 und 12) ebenfalls die Hildebrandsche Operation ausführte und dabei die Pfannenvertiefung von einem hinteren Hilfsschnitt aus vornahm, während er die eigentliche Gelenkfreilegung von der Achselhöhle aus durchgeführt hatte.

Schließlich sind noch diejenigen Maßnahmen hervorzuheben, welche eine größere Sicherung der erzielten Kapselverkleinerung herbeiführen sollen. Es sind das die plastischen Verstärkungen der Operationsstellen an der Kapsel, welche eine Anzahl von Operateuren im Gegensatz zu der einfachen Raffung Ricards für angebracht halten.

So verstärkte Bardescu die nicht eröffnete geraffte Kapsel durch Überlagerung mit dem M. coracobrachialis, Picqué durch Vernähung des M. subscapularis mit dem M. coracobrachialis. Lardennois verstärkte die geraffte Kapsel dadurch, daß er die Sehne des M. subscapularis an den oberen Teil der Kapsel heranzog.

In die Reihe der Bestrebungen, die Kapsel an der gefährdeten Stelle besonders zu festigen, ist auch die Doppelung der Kapsel zu rechnen, welche in der Weise vorgenommen wird, daß man den einen Kapselrand unter den anderen schiebt und dort mit einigen Nähten befestigt. Dieses Vorgehen, zuerst von Miculicz geübt, fand Nachahmer in Dreesmann, Samter, Tschich, Goldmann, Thomas, Seidel. Werndorff fügte zur Doppelung der Kapsel auch noch eine Muskelplastik hinzu, indem er das Caput breve des Biceps seitlich verlagerte und an die Kapsel durch tiefe, das Periost des Tuberkulum durchsetzende Nähte fixierte. Um dem Einwande zu begegnen, daß der Muskel durch seinen Zug später gerade zu einer neuerlichen Dehnung der Kapsel führen könne, wies er darauf hin, daß aus diesem Grunde der Muskel eben an den Knochen angenäht wurde, und daß es sich in einem weiteren Falle empfehlen würde, einen Zipfel des Caput breve vom Processus coracoideus abzulösen und zur Deckung der Nähte zu verwenden.

Besonderes Interesse verdient dann noch die durch freie Fascientransplantation herbeigeführte Verstärkung der Kapsel, wie sie von Payr, mir und Kirschner ausgeführt wurde. Payr lagerte in seinem ersten Falle die Fascie der Nahtlinie unter dem M. deltoideus auf. Ich selbst ging so vor, daß ich den der vorderen Rektusscheide entnommenen Fascienlappen von 10 cm Länge und 4 cm Breite mit der einen Schmalseite am vorderen und unteren Pfannenrande durch einige Seidennähte befestigte und den Lappen schräg nach außen

und oben führte, so daß er die ganze Kapselnaht deckte. Dabei wurden die
Längsränder auf die Kapsel mit einigen Nähten aufgesteppt, während der
nach außen oben liegende schmale Rand durch eine Lücke im Deltoideus hin-

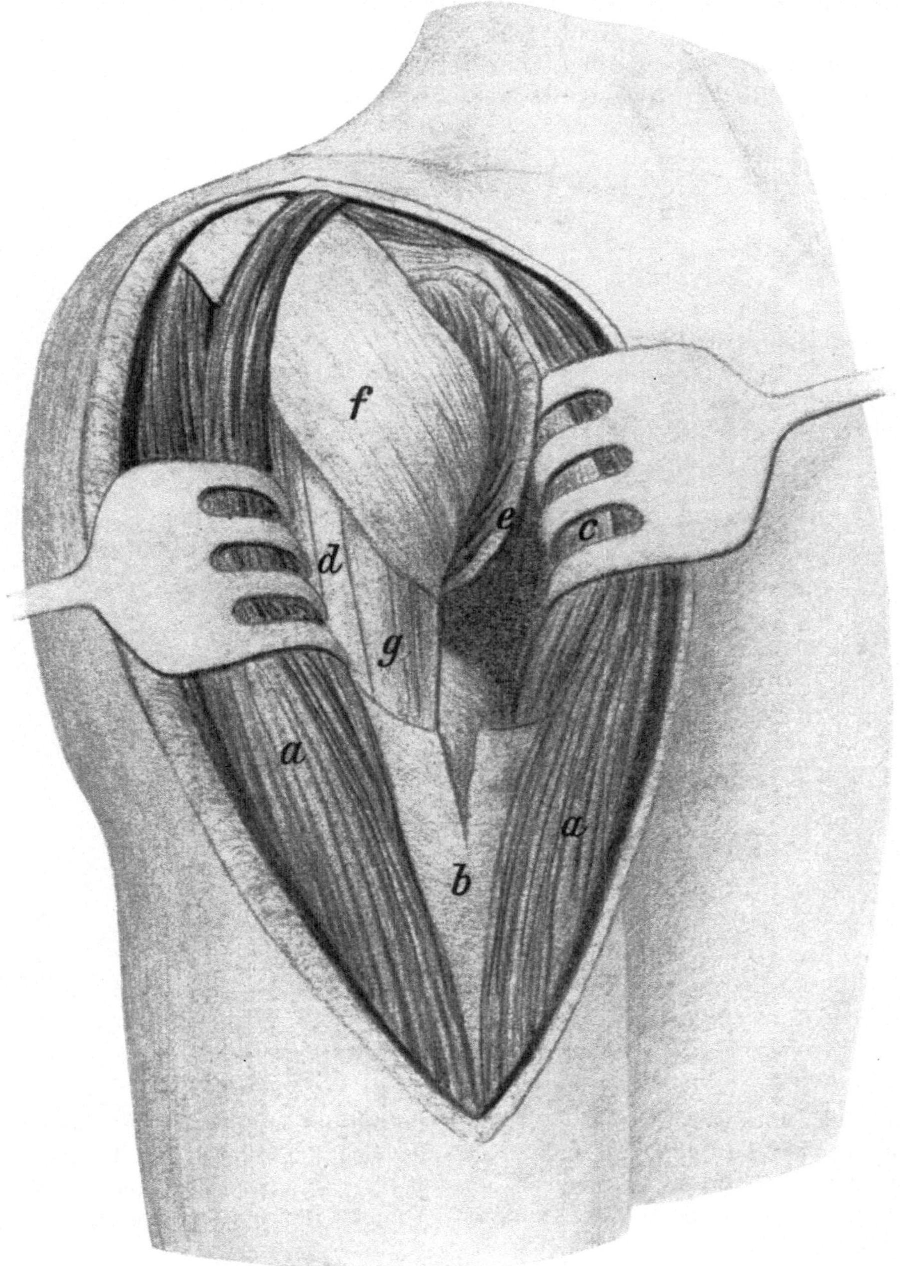

Abb. 17.   a. Musc. deltoideus.   b. Sehne des M. pectoralis major, eingekerbt.   c. Musc.
biceps, kurzer Kopf.   d. Musc. biceps, langer Kopf.   e. Sehne des Musc. subscapularis,
durchtrennt.   f. Fascienlappen, der Kapsel aufgesteppt und mit dem M. deltoideus ver-
flochten.   g. Humerus.

durchgeführt und, dem Akromion dicht aufliegend, auf der Außenseite des Deltoideus befestigt wurde. Dadurch soll erreicht werden, daß beim Emporheben des Armes der Deltoideus den Fascienlappen und damit auch die an ihm befestigte vordere und untere Kapselpartie anspannt. Auf diese Weise wird dem andrängenden Kopf nicht nur ein verstärkter passiver Widerstand durch die verkleinerte und verstärkte Kapsel, sondern auch ein aktiver Widerstand durch die Übertragung des Muskelzuges auf die Kapsel entgegengesetzt.

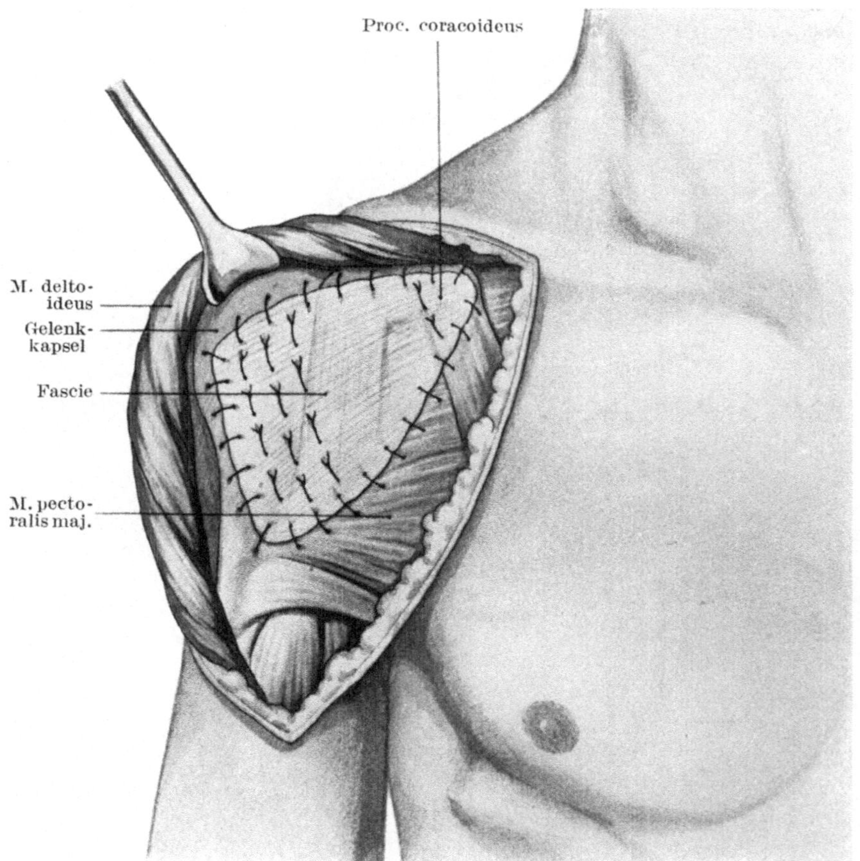

Abb. 18. Payrs Plastik (nach Kleinschmidt). Vorderer Lappen.

Die steile, über das Akromion gehende Richtung des transplantierten Lappens und die letzteren überbrückende Partie des sich kontrahierenden Deltoideus sorgen dafür, daß bei Bewegungen über die Horizontale hinaus kein wesentliches Nachlassen dieses Zuges eintritt. Abb. 17 gibt die eben geschilderten Verhältnisse wieder.

Die freie Fascienplastik, welche Payr in einem anderen als dem schon erwähnten Fall anwandte, ist dadurch bemerkenswert, daß sie über den die Kapsel bedeckenden Muskeln, also nicht in unmittelbarem Zusammenhang mit der Kapsel ausgeführt wurde. Kleinschmidt berichtet darüber folgendes

Von einem Ollierschen Schnitt wurde zunächst auf der Vorderseite die Kapsel freigelegt und ein dreieckiger Lappen aus der Fascia lata möglichst weit nach hinten durch eine dreifache Reihe von Steppnähten auf dem Pectoralis major befestigt (Abb. 18). Der eine Zipfel wurde durch feste Seidennähte am Proc. coracoideus unter Spannung fixiert. Dann wurde am hinteren Rande des Deltoideus ein zweiter Schnitt angelegt. Der Deltoideus wurde nach oben und außen gezogen und ein zweiter, ebenfalls dreieckiger Lappen wurde dann,

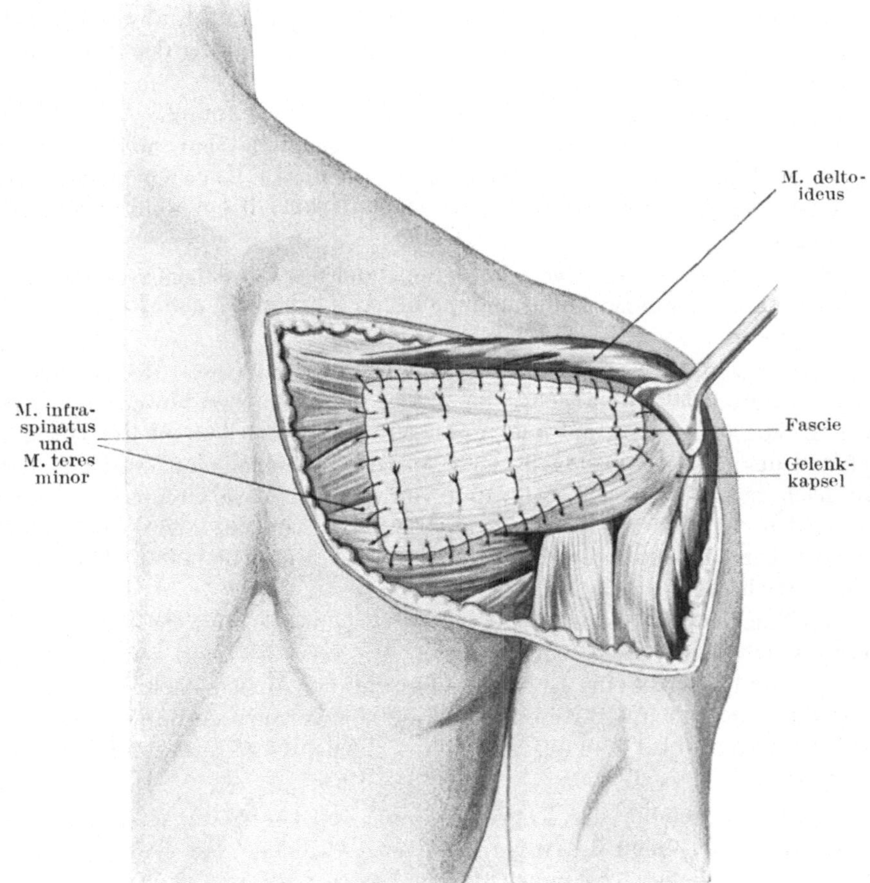

Abb. 19. Payrs Plastik (nach Kleinschmidt). Hinterer Lappen.

ebenfalls unter Spannung, über die Schulterblattmuskeln zurückgeschlagen (Musculus infraspinatus und teres minor) und durch eine dreifache Reihe von feinen Seidennähten auf der Muskulatur befestigt (Abb. 19). Es wird dadurch eine Verengerung der Kapsel und Fixierung des Kopfes an fixen Punkten erreicht.

Kirschner hat in zwei Fällen mit gutem Erfolg eine andere Methode der freien Fascienplastik ohne Eröffnung des Schultergelenks angegeben, welche bei Kleinschmidt in folgender Weise geschildert wird.

1. 6 cm langer Schnitt längs dem hinteren Rande des Musculus deltoideus,

2 cm unterhalb der Spina scapulae beginnend. (Man erinnere sich daran, daß der Ursprung des Deltoideus bis zur Mitte der Spina scapulae reicht.)

a) Der hintere Rand des Deltoideus wird freigelegt, der Muskel von seiner Unterlage stumpf abgelöst und mit einem Haken nach oben und außen gezogen. Auf diese Weise sieht man den weißen N. axillaris durchschimmern, der sicher nach der lateralen Achsellücke leitet. Diese wird begrenzt auf der Außenseite vom Humerusschaft, auf der Innenseite vom langen Kopf des Triceps, oben vom Teres minor und unten vom Teres major. Indem man den Nerven und die ihn begleitenden Vasa circumflexa post. nach abwärts schiebt, geht man mit einem stumpfen Instrument und unter Leitung des Auges durch die laterale Achsellücke nach vorn.

b) Nachdem man die bereits vorher begonnene stumpfe Ablösung des Musculus deltoideus von seiner Unterlage vervollständigt hat, stößt man eine Kornzange hinten neben der äußersten Kante dieses Knochenstückes durch den Muskelursprung und schneidet die Haut darüber 3 cm weit in sagittaler Richtung ein.

2. 6 cm langer Schnitt vom vorderen Rand des Deltoideus vom Schlüsselbein nach abwärts, wie zur Unterbindung der A. subclavia in der Mohrenheimschen Grube.

a) Der vordere Rand des Deltoideus wird freipräpariert, der Muskel von seiner Unterlage stumpf abgelöst — analog dem Vorgehen hinten — und mit einem Haken nach oben und außen gezogen. Hierdurch kommt der Oberarmkopf und der medial von ihm liegende M. coracobrachialis zur Ansicht; dieser wird nach medial verzogen. Die nun vorliegenden Vasa circumflexa humeri ant. werden nach abwärts verschoben. Hierdurch wird die laterale Achsellücke von vorn her zugänglich und man hat so von vorne das hintere Operationsgebiet erreicht.

b) Nachdem man die bereits vorher begonnene stumpfe Ablösung des Musculus deltoideus nach dem Akromion hin vervollständigt hat, führt man — genau wie hinten — eine Kornzange unter diesen Muskel nach der äußersten Kante dieses Knochenpunktes und stößt sie hier vor dem Akromion durch den Muskelursprung, wobei man aus dem vorher gemachten akromialen Hautschnitt herauskommt.

3. Man entnimmt der Fascia lata der kranken Seite, dicht am Kniegelenk beginnend, einen 3 : 20 cm messenden Streifen. Mit Hilfe von Kornzangen zieht man zunächst einen dicken Seidenfaden und später mit dessen Hilfe den Fascienstreifen auf dem vorbezeichneten Wege von der vorderen Wunde nach der hinteren, von dort nach der akromialen Wunde und von dort wieder nach der vorderen Wunde zurück. Hier wird er in sich selbst zu einem, seinen Inhalt gerade fest umschließenden Ringe vernäht, indem man die beiden Enden zweckmäßig ein Stück aneinander vorbeiführt und auf eine Strecke flächenhaft aneinandersteppt. Hautnähte — Trikotschlauch — Mastisol-Extensionsverband in rechtwinkeliger Stellung der Schulter.

Der Fascienstreifen (Abb. 20) liegt extrakapsulär, hindert die normale Beweglichkeit des Gelenkes nicht und wird durch den Deltamuskel oben fast vollkommen bedeckt. Nur für die kurze Strecke, die er über das Akromion verläuft, liegt er oberflächlich. In der Achselhöhle zieht er zwischen den eng aneinander liegenden Sehnen vom Teres major und minor, so daß er weder nach oben, noch nach unten abgleiten kann.

Gingen diese Verfahren von Payr und Kirschner von dem Bestreben aus, der habituellen Luxation durch den mechanischen Widerstand der transplantierten Fascien entgegenzuwirken, ohne die Kapsel anzugreifen, so hatten den letzteren Punkt schon vor ihm Clairmont und Ehrlich im Auge, doch wollten sie nicht eine mechanische, sondern eine funktionelle Gegenwirkung gegen die Luxation schaffen.

Clairmont und Ehrlich gingen von der Erwägung aus, daß nicht so sehr die pathologisch-anatomischen Veränderungen die Ursache für die rezidivierenden Luxationen abgäben, sondern daß vielmehr infolge dieser Ver-

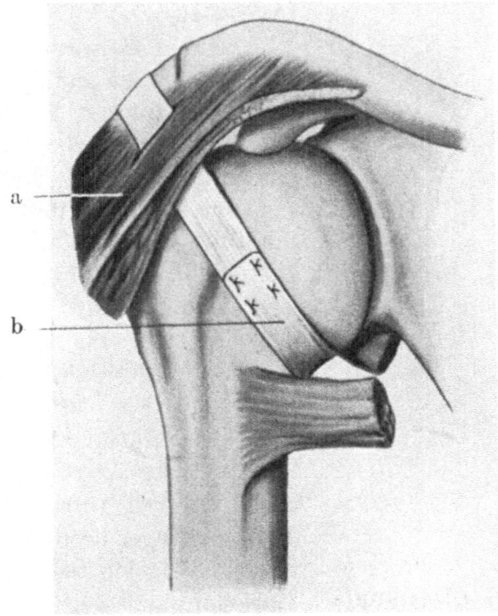

Abb. 20. Kirschners Plastik (nach Kleinschmidt). a) M. deltoideus. b) Fascienstreifen.

änderungen die normale Koordination der Muskeln gestört sei, und die Luxation namentlich durch Kontraktion des M. deltoideus und M. subscapularis zustande komme. Durch einen antagonistischen lateral und nach oben gerichteten Zug am Kopf oder aber am Collum chirurgicum wollten sie diese abnorme Kontraktion ohne Eröffnung des Gelenkes paralysieren. Zu diesem Zwecke verwerteten sie das von Nicoladoni angegebene Prinzip der Muskeltransplantation, indem sie einen Lappen aus dem hintersten Anteil des M. deltoideus mit der Basis an der Spina scapulae bildeten, der durch die nach abwärts erweiterte laterale Achsellücke um die hintere Peripherie des Humerushalses geschlungen im vorderen medialen Teil des Deltoideus mit Erhaltung seiner Funktionsfähigkeit zur Einheilung gebracht wurde.

Das Vorgehen ist kurz folgendes:

Hautschnitt vom Processus coracoideus nach abwärts auf den Oberarm. Durchtrennung der vorderen, das Mohrenheimsche Dreieck begrenzenden

Deltoideuspartie in der Faserrichtung. Freilegung der beiden Bicepssehnen und der sie teilweise überbrückenden Pektoralissehne. Spaltung der letzteren etwa zur Hälfte ihrer Breite in der Nähe des Humerusschaftes. Freilegung des Collum humeri zwischen den Bicepssehnen. Auf ihm wird die Arteria circumflexa humeri anterior sichtbar. Über dieselbe hinaus soll man nicht nach oben gehen, weil in derselben Höhe die Arteria circumflexa humeri posterior und der N. axillaris die hintere Peripherie des Collum umkreisen und ihre Verletzung unbedingt vermieden werden muß. Verlagerung des kurzen Bicepskopfes medialwärts durch Hakenzug. Freilegung der gemeinsamen Sehne des M. teres major und M. latissimus dorsi an der Crista tuberculi minoris. Abtrennung dicht am Knochen in der Hälfte ihrer Breite. Provisorische Tamponade der Wunde (Abb. 21).

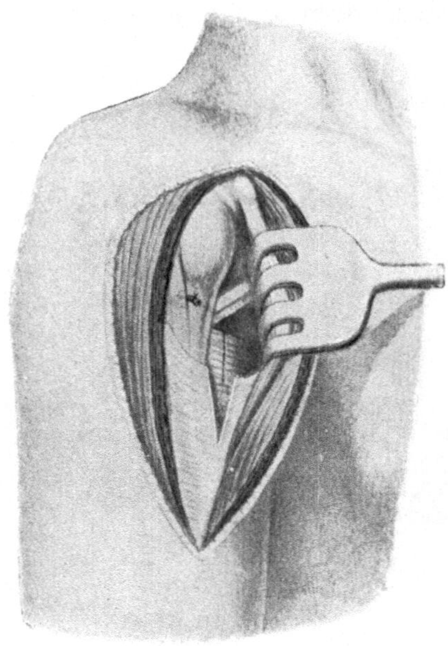

Abb. 21. Operation nach Clairmont-Ehrlich. Vorderer Schnitt.

Zweiter Hautschnitt bei maximal adduziertem und mäßig eleviertem Oberarm am hinteren Rande des Deltoideus handbreit unter der Spina scapulae beginnend bis zum Muskelansatz am Humerus durch Haut und Subkutangewebe. Spaltung der Fascie zwischen Triceps und Deltoideus. Isolierung des hinteren Randes des Deltoideus mit der Kropfsonde von der Unterlage bis gegen den Humerusansatz. Sorgfältige Schonung der an der Unterseite des uskels in der Mitte des Verlaufes eintretenden Äste des N. axillaris und der Arteria circumflexa humeri posterior. Isolierung eines oben ungefähr drei Querfinger breiten, nach abwärts sich verschmälernden Streifens der hintersten Muskelanteile, der von der Tuberositas humeri an nach aufwärts bis zum Eintritt der Gefäße abgetrennt wird. Abtrennung des Ursprunges des lateralen Tricepskopfes dicht am Knochen in der Ausdehnung von 1 bis 2 cm, um die Kommunikation mit der bereits durch den vorderen Schnitt geschaffenen Lücke herzustellen. Entfernung der provisorischen Tamponade aus der oberen Wunde. Durchführung einer Kornzange oder einer langen Klemme durch diese Lücke, Erfassen der Spitze des Deltoideuslappens und Hindurchziehen des letzteren nach vorn zwischen den beiden Bicepsköpfen unter Vermeidung einer Torsion (Abb. 22). Naht der teilweise durchtrennten Pektoralissehne, Fixation der Spitze des Lappens in der vorderen Inzisionswunde des Deltoideus, indem zunächst die freien Ränder des Lappens mit je einem Deltoideuswundrand vereinigt werden, worauf die durch den ersten Schnitt gesetzte Wunde des Muskels durch Nähte, die den Muskellappen mitfassen, geschlossen wird. Hautnaht des vorderen Schnittes (Abb. 23).

Versorgung der hinteren Wunde. Fixation des in der erweiterten lateralen Achsellücke verschwindenden Lappens durch Naht an den Triceps. Annähung des lateralen Tricepskopfes im Bereich seiner Ablösung an normaler Stelle an das Periost. Vereinigung der Wundflächen des Deltoideus mit dem langen Tricepskopf, soweit dies ohne Spannung möglich ist. Hautnaht.

Diese Methode ist zweifellos anatomisch fein ersonnen und chirurgisch außerordentlich exakt durchgeführt. Die gegen sie anzuführenden Bedenken sollen weiter unten angeführt werden. Hier sei nur der eine Umstand erwähnt, der mich zu kleinen, aber wichtigen Abänderungen der Methode veranlaßte. Der hintere Deltoideuslappen, welcher der Schwerpunkt der ganzen Methode ist, läßt sich an der Leiche sehr gut nach vorn bringen und in die vordere Deltoideuslücke einnähen. Am Lebenden scheint dies in den meisten Fällen nicht in wünschenswertem Maße möglich zu sein. Clairmont bemerkt in dem

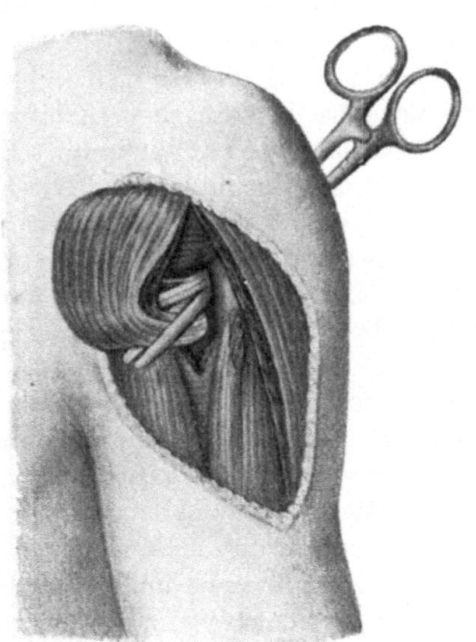

Abb. 22. Operation nach Clairmont-Ehrlich. Hinterer Schnitt. Durchziehen des abgespaltenen Deltoideuslappens nach vorn.

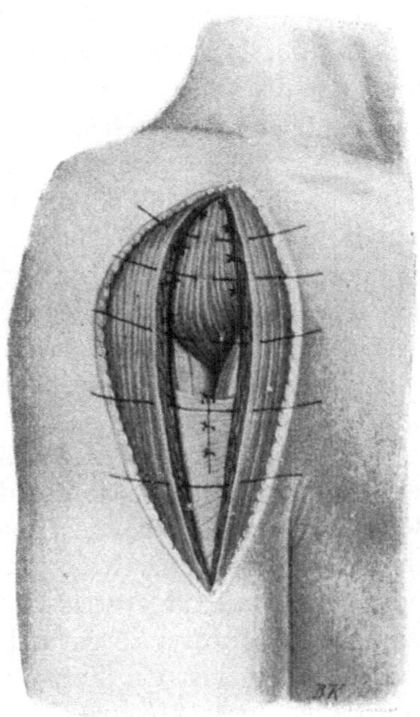

Abb. 23. Operation nach Clairmont-Ehrlich. Einnähen des hinteren Deltoideuslappens in den vorderen Deltoideusschnitt.

Operationsbericht seines ersten Falles, daß der vor seiner Isolierung lang genug erscheinende Muskellappen, dessen Spitze sich an der Leiche nach Umschlingung des Humerus bis gegen den Processus coracoideus emporziehen ließ, sich so bedeutend verkürzte, daß seine Spitze eben noch in die vorderen klaffenden Muskelränder des Deltoideus eingeführt werden kannte. In dem zweiten Fall mußte der Lappen bei dem gedrungenen, relativ kurzen Deltoideus, dessen Fasern gegen den Humerusansatz besonders stark konvergierten, gegen seine Basis zu sehr breit ausfallen, woraus sich beim Durchschlingen des Lappens um den Humerushals Schwierigkeiten ergaben. Es gelang nicht, den Lappen in der vorderen Inzisionswunde soweit hervorzuziehen, daß seine Spitze mit den Wundrändern des Deltoideus in breiter Ausdehnung vernäht werden konnte. Die Spitze des Lappens konnte nur an einer umschriebenen Stelle an den Deltoideus herangenäht werden, und zwar in derselben Höhe, in der die Pektoralissehne teilweise durchtrennt worden war. Aus diesem Grunde mußte die Wiedervereinigung der Sehnenränder unterbleiben.

Ähnliche Erfahrungen machte ich selbst bei meinen drei nach Clairmont ausgeführten Operationen. In dem ersten Falle handelte es sich um ein gracil gebautes Mädchen, dessen Deltoideus nicht abnorm breit war und der ganz gut nach der Basis hin gestielt werden konnte. Trotzdem die Spitze dicht am Humerusansatz abgetrennt war, wurde die Verkürzung durch Kontraktion doch so stark, daß der Lappen nur mit Mühe in den untersten Teil der vorderen Deltoideuslücke eingenäht werden konnte. Deswegen ging ich bei der nächsten Operation — linke Schulter derselben Patientin — in der Weise vor, daß ich unter Verlängerung des hinteren Hautschnittes nach unten einen mit der Spitze des Deltoideuslappens in Zusammenhang stehenden 4—5 cm langen Lappen aus der Oberarmfascie entnahm. Auch diese verkürzte sich noch etwas. Es war aber der Muskelfascienlappen jetzt doch so lang, daß er sich mit nur geringer Spannung durch die erweiterte laterale Achsellücke nach vorn bringen und hier so befestigen ließ, daß die Spitze des Muskellappens an die unmittelbar über der Pektoralissehne liegende Partie des Deltoideusschlitzes, der Fascienlappen zwischen die höheren Partien des Deltoideus vor die Gelenkkapsel bzw. den M. subscapularis zu liegen kam. Dadurch wurde erreicht, daß der muskulöse Anteil des Lappens, wenn auch selbst zu kurz, seinen Zug doch durch Vermittlung der Fascie auf den Humeruskopf bzw. Humerushals übertragen konnte.

Dasselbe Prinzip der Verlängerung des Muskellappens wandte ich in einem anderen Falle an, in dem das Röntgenbild erhebliche Veränderungen der Gelenkfläche und Abriß des Tuberculum majus ergeben hatte. Hier ging ich, nachdem der hintere Deltoideuslappen vorgeschnitten war, in Verlängerung desselben auf den Humerusschaft ein, löste von demselben die Muskulatur in einer Länge von etwa 6 cm und in etwa $^1/_3$ der Zirkumferenz und schnitt im Zusammenhang mit der Spitze des Deltoideuslappens einen Periostlappen von 4 cm Länge und $2^1/_2$ cm Breite aus dem den Humerusschaft bedeckenden Periost heraus. Eine Verkürzung des Muskels und des Periostlappens war auch in diesem Falle zu konstatieren, doch gelang das Durchziehen nach vorn und die Befestigung in der vorderen Deltoideuslücke in derselben Weise wie im vorigen Fall.

Röpke glaubt in einfacherer Weise der Absicht Clairmont-Ehrlichs, unter Schonung der Kapsel durch einen besonderen Eingriff an den Muskeln die Lage des Kopfes gegen die Pfanne zu sichern, gerecht werden zu können. Er legte in seinem Falle von einem Schnitt in der vorderen Achselbegrenzung aus den M. subscapularis frei. Dabei war bei fast senkrecht gestelltem Unterarm der Oberarm 45° abduziert. Weder beim Heben noch beim Außenrotieren des Armes spannte sich der gedehnte M. subscapularis an. Die Sehne wurde mittels derber Sublimatseiden-Matratzennähte auf der einen, mittels Katgut-Matratzennähte auf der anderen Seite genügend stark gerafft, wobei der Kopf in reponierter Stellung gehalten und der Arm einwärts rotiert wurde. Diese einfache Raffung der Subscapularissehne hat trotz lebhafter epileptischer Anfälle zum vollen Erfolg geführt.

Sehen wir in dem letzten Verfahren das Bestreben, durch Schaffung neuer Muskelspannungen dem zur Luxation neigenden Kopf stärkeren Halt zu geben, so will Young gerade entgegengesetzt zu stark angespannte Muskeln, denen er das Zustandekommen der Luxation zuschreibt, verlängern und ihre Zugwirkung aufheben. Er legte sich von einem vorderen Schnitt aus die Sehnen des Pectoralis major und Latissimus dorsi frei, kerbte sie dicht an ihrer Insertion ein und glaubt so eine genügende Verlängerung herbeiführen zu können.

Einige Worte mögen noch über die Art der Kapselinzision oder der Kapselraffung gesagt sein.

Dieselbe wurde meist in longitudinaler oder schräger Richtung ausgeführt. Krumm legte großen Wert auf die „äquatoriale" quere Kapselraffung, weil sie die gestreckten und gedehnten Teile der inneren Kapsel in besonders guter Weise unter Bildung eines verstärkten Wulstes straff zusammenfassen soll.

Im konkreten Falle wird man sich auf die Richtung, in der die Kapselraffung vorzunehmen ist, nicht festlegen, sondern je nach dem Befund von Fall zu Fall entscheiden, in welcher Weise man am besten die Verkleinerung der Kapsel herbeiführt.

Beachten muß man in operativ-technischer Beziehung, daß man die beste Entspannung der vorderen und unteren Kapselpartie bei Innenrotation und Adduktion des Armes erhält und daher in dieser Position die Raffung bzw. sonstige Verkleinerung der Kapsel vorzunehmen hat. Der Vorschlag von Werndorff, diesen Eingriff bei eleviertem Arm auszuführen, erscheint demgegenüber nicht rationell. Etwas anderes ist es natürlich, wenn man nach Thomas von der Achselhöhle her das Gelenk eröffnet hat. Dann ist die Elevation des Armes durch die Methode ja geboten. Die Raffung bzw. sonstige Naht der Kapsel selbst hat aber auch hier in möglichster Adduktion und Innenrotation zu erfolgen.

Erwähnenswert ist das Vorgehen von Thomas, das er bei der Kapseldoppelung in seinen letzten Fällen anwendete. Angeregt durch einen Fall, in dem durch zu große Spannung eine Kapselnahtnekrose eingetreten war, legte er in späteren Fällen durch die Schnittränder der Kapsel nur eine oder mehrere provisorische Matratzennähte aus Seide, und brachte den einen Schnittrand unter den anderen, indem er diese Nähte anzog. Sie wurden aber nicht geknüpft, sondern eine Klemme ersetzte den Knoten. Dann wurden Hautnähte nacheinander angelegt und geknüpft, nachdem der Arm so nahe an den Körper herangebracht war, als sich mit der darauf vorzunehmenden Entfernung der an den Kapselnähten liegenden Klammern vertrug. Die letzteren wurden nach Knüpfen der Hautwunde zunächst aufwärts geschoben, um die Kapselfäden fester zu ziehen und dann entfernt. Die Kapselnähte, die nur durch die Klammern gehalten worden waren, wurden dann an einem der langgelassenen Enden herausgezogen, so daß sich also kein körperfremdes Material mehr in der Kapsel befand. Ob die Doppelung der letzteren bei diesem Vorgehen wirklich zuverlässig ist, muß allerdings dahingestellt bleiben.

Der Vollständigkeit wegen sei noch erwähnt, daß Goldthwait, von seiner oben dargelegten Theorie ausgehend, daß die habituelle Luxation in einem großen Teil der Fälle hervorgerufen würde durch Abhebelung des in die Höhe gehobenen Armes am zu langen Akromion oder Proc. coracoideus, vorschlägt, gegebenenfalls den schuldigen dieser beiden Knochenfortsätze zu kürzen. Ausgeführt ist diese Operation nicht.

Wundbehandlung.

Die Frage der offenen Behandlung oder des vollkommenen Schlusses der Operationswunde ist verhältnismäßig einfach zu klären. Die Drainage bzw. Tamponade des Gelenkes ist in manchen Fällen, so bei Hildebrands Vorgehen zur Herstellung einer neuen Pfanne, ein integrierender Bestandteil der Methode. Auch Thomas tamponierte in den beiden Fällen, in welchen er als Rezidivoperation die Methode von Hildebrand ausführte, die Kapselinzision. Wiesinger hatte sich auf Tamponade der Ablösungsstelle der Kapsel vom Rande der Fossa glenoidalis nach innen unten beschränkt, um eine feste Narbenbildung der umgebenden Gewebe und dadurch einen Schutz gegen die Wiederkehr der Luxation zu erzielen.

Im allgemeinen wird man aber von der Drainage oder Tamponade des Gelenkes selbst mit Rücksicht auf die erwünschte vollständige Wiederherstellung der Funktion absehen. Der heutige Stand der Asepsis muß es uns ermöglichen, die Eröffnung eines großen Gelenkes unter normalen Verhältnissen auch ohne Drainage gefahrlos zu gestalten. Letztere soll also nur in Ausnahmefällen, in denen man seiner Asepsis nicht ganz sicher war, angewendet werden.

Etwas anders verhält es sich mit der Weichteildrainage. Wir finden dieselbe in den Operationsberichten ziemlich häufig verzeichnet. (Bardenheuer, W. Müller zwei Fälle — Franke Fall 18 und Kohlhase Fall 2 — Krumm, Samosch, Samter, Perthes zwei Fälle, Dahlgren, Thomas.) Besonders Thomas wendet sie prinzipiell an, indem er ein kleines Gummidrain unter den Subskapularis an die Kapsel bringt. Er hat, wie er sagt, unter seinen 18 Operationen es niemals zu bedauern gehabt, wenn er diese Drainage einen Tag lang ausführte. Wohl aber hatte er es in zwei Fällen zu bedauern, daß er die Drainage nicht anwendete. Unter den Verhältnissen der Thomasschen Schnittführung — von der Achselhöhle her — mag dieser Standpunkt eine Berechtigung haben, da ein komprimierender Verband infolge der im Operationsgebiet befindlichen Gefäße und Nerven nicht gut angelegt werden kann, in der großen Wundhöhle sich bei nicht vollständiger Blutstillung also sehr wohl stärkeres Sekret ansammeln kann, das zu Störungen im Heilverlauf führt. Bei vorderer oder hinterer Schnittführung liegt dieser Grund aber nicht vor. Hat man die Asepsis wahren und gute Blutstillung ausführen können, so wird man auch auf die Weichteildrainage verzichten dürfen, wie die Fälle von Dehner, Dreesmann-Grothe, Ricard, Kronacher, J. Müller, Perthes zwei Fälle, W. Müller, Burrell-Lowett, Clairmont-Ehrlich, Seidel zeigen, die auch ohne Drainage einen ungestörten Heilungsverlauf auswiesen. Der Ansicht von Krumm, daß die Drainage oder Tamponade der Weichteile zur Bildung von festerem Narbengewebe und auf diese Weise indirekt zur Heilung des Krankheitszustandes beitrage, wird man nicht allzu viel Gewicht beilegen dürfen. Der Schluß der Wunde ohne Drainage ist im Sinne der modernen Asepsis vorzuziehen, falls die Operation keine Komplikationen aufgewiesen hatte, vor allem aber dann anzustreben, wenn man nach dem Vorgehen von Payr, Seidel und Kirschner zur Verstärkung der Kapsel eine freie Fascientransplantation ausführte.

Nachbehandlung.

In fast allen Fällen wurde großer Wert auf die Nachbehandlung gelegt, die in Bädern, Massage, aktiven und passiven Bewegungsübungen, eventuell an mediko-mechanischen Apparaten bestand. Die Zeit, welche zwischen der Operation und dem Beginn der Nachbehandlung liegt, differiert etwas. So fing der Patient von Dreesmann-Grothe in der vierten Woche nach der Operation mit aktiven und passiven Bewegungen an, Ricard immobilisierte das Gelenk seines ersten Patienten vollkommen für 37 Tage, elektrisierte und massierte es dann ohne es zu bewegen. Erst vom 45. Tage an wurden die aktiven Bewegungen gestattet. In seinem zweiten Falle erfolgte vier Wochen nach der Operation die Abnahme des Verbandes, Massage, Elektrisieren.

Begegnen wir in diesen Fällen dem Bestreben, das Gelenk möglichst ruhig zu stellen, um eine sichere Heilung herbeizuführen, so sehen wir in einer ganzen Reihe anderer Fälle, daß die Bewegungsübungen möglichst frühzeitig aufgenommen werden, um die Funktion des Gelenkes bald normal gestalten zu können. So ließ W. Müller (Francke Fall 17) von der dritten Woche an, in zwei anderen Fällen (Kohlhase Fall 1 und 2) vom 12. und 14. Tage an mit Bewegungen beginnen.

Perthes, der in seinem Fall 4 (dem zuerst operierten) erst nach vier Wochen die Fixation des Gelenkes aufhob, begann in seinen anderen Fällen die Massage und Übungstherapie schon am 18., 16. und 9. Tage. Ich selbst ließ in m inen beiden ersten Fällen nach 8 Tagen mit Massage, nach 14 Tagen mit Bewegungsübungen beginnen. Telford fixierte in seinem Falle den Arm nur 8 Tage lang, dann wurden aktive und passive Bewegungen, abgesehen von der Abduktion, erlaubt. Thomas entließ einen Teil seiner Patienten schon in der ersten Woche nach der Operation aus dem Hospital, um sie dann einige Tage später der Übungstherapie zuzuführen.

Im allgemeinen wird man bei günstigen Verhältnissen an den knöchernen Gelenkenden und bei gut gelungener Kapselverkleinerung mit der Übungstherapie im Interesse der guten Funktionsfähigkeit des Gelenkes nicht zu lange warten, bei ungünstigen Gelenkverhältnissen oder unsicherer Kapselverkleinerung aber eine längerdauernde Fixation vorziehen.

Operationsresultate.

Die unmittelbaren Resultate.

Was die Operationsresultate anlangt, so können dieselben in der Mehrzahl der berichteten Fälle als recht gute bezeichnet werden. Primäre Heilung erfolgte in den allermeisten Fällen, soweit nicht tamponiert war. Nur in wenigen Fällen, bei Gerster, Samter und Thomas wird über Faden- bzw. Fascieneiterungen berichtet, die die Heilung etwas verzögerten. Auch bei den zum Teil komplizierten Wundverhältnissen, die durch die verschiedenen Operationsmethoden geschaffen werden, sind demnach gute primäre Resultate zu erwarten. Ähnliches gilt von den funktionellen Resultaten. Die normale Beweglichkeit kehrte sehr bald zurück. War sie z. B. bei W. Müller (Kohlhase Fall 1) nach 30 Tagen bezüglich der Abduktion und Rotation um die Hälfte, bezüglich der Elevation nach vorn und hinten noch um ein Drittel gegen die Norm beschränkt, so war sie in zwei anderen Fällen W. Müllers (Kohlhase Fall 2 und Francke Fall 18) nach 10 bzw. 6 Wochen normal. Ebenso konnte der Patient von Miculicz-Samosch nach 10 Wochen, der von Dreesmann-Grothe nach 6 Wochen alle Bewegungen in normaler Weise ausüben. Unter den Perthesschen Fällen konnte Fall 1 den Arm 3 Wochen nach der Operation bis fast zur Horizontalen erheben und erreichte später normale Beweglichkeit. In Fall 2 konnte der Arm 3 Monate nach der Operation bis nahe an die Vertikale erhoben werden. Volle Bewegungsfreiheit stellte sich in diesen wie auch in Fall 3 und 4 von Perthes im Verlauf einiger weiterer Monate ein. Auch die Fälle von Thomas erreichten meist in wenigen Wochen volle Beweglichkeit, der Fall von Werndorff in 6 Wochen, mein eigener Fall 1 nach der Rezidivoperation der rechten Schulter ebenfalls in 5 bis 6 Wochen, mein Fall 3 in etwa 10 Wochen.

Waren vor der Operation bereits stärkere Bewegungsbeschränkungen des erkrankten Gelenkes vorhanden, wie in den Fällen von Wiesinger und von Seidel Fall 2, so ergab sich nach der Operation natürlich nur eine Wiederherstellung der Beweglichkeit bis zu den alten Grenzen.

Demgegenüber bedeutet natürlich die Resektion des Gelenkes, wie hier noch einmal hervorgehoben werden soll, mit ihrer notwendigen erheblichen Zerstörung der Gelenkenden einen verstümmelnden Eingriff.

Die mit den konservativen Operationsmethoden erzielte Widerstandsfähigkeit des Gelenkes verträgt unter Umständen die erheblichsten Belastungen.

So war ein Patient von Perthes als Kesselschmied tätig, wobei er ungehindert beim Nieten den schweren Hammer schwang. Epileptische Anfälle zwangen ihn schließlich, seine Arbeit niederzulegen, ohne daß er eine Reluxation bekommen hätte. Ein anderer Patient von Perthes, ein Husarenoffizier, konnte schließlich wieder vollen Dienst tun und sich auch als Rennreiter erfolgreich betätigen. In dem ersten Falle von Wilmanns war der Patient bald wieder imstande, zu rudern und jeden Sport auszuüben. Der Patient von Dahlgren ging wieder seinem schweren Berufe als Steinarbeiter nach.

Die Leistungsfähigkeit der konservativen Operationsmethoden kommt besonders auch bei den Patienten von Thomas zum Ausdruck, die in dem sportfreudigen Amerika ihre operierten Gelenke bald wieder starken Belastungsproben aussetzten. So konnte der erste dieser Patienten sich athletischen Übungen hingeben und widmete sich besonders dem Boxen halb als Beruf. Ein anderer arbeitete wieder als Kohlenbergmann und erlitt später einen schweren Sturz auf den abduzierten operierten Arm, ohne daß eine neue Luxation erfolgte. Der fünfte der operierten Patienten spielte später fleißig Tennis, pflegte Schwimmsport und das Ballspiel. Ebenso konnte der siebente Patient von Thomas, ein 19jähriger Student und Athlet nach der Operation wieder Tennis spielen, schwimmen und boxen. $1^3/_4$ Jahre nach der Operation wurde er eifriger Ringkämpfer und trug mehrere Preise davon. Er erlitt beim Ringen auch eine leichte Verrenkung des äußeren Schlüsselbeinendes der operierten linken Schulter nach aufwärts. Drei Jahre nach der Operation erlitt er beim Ringen eine Verrenkung der operierten Schulter dadurch, daß ihm sein Gegner auf die linke Schulter fiel, während er sich mit dem linken Arm auf den Boden stützte. Man muß Thomas wohl recht geben, wenn er diese erneute Luxatio nicht als habituell, sondern als frisch traumatisch betrachtet, so daß der Erfolg der Operation durch sie nicht in Frage gezogen wird. In dem folgenden Beobachtungsjahr wiederholte sich die Verrenkung nicht wieder. Auch der 9. und 10. Patient konnten sich wieder sportlich oder beruflich als Athlete betätigen. Die 11. Patientin, eine Epileptika, erlitt nach der Operation noch 68 epileptische Anfälle, ohne erneute Dislokation der Schulter. Auch der 15. Patient betätigte sich wieder als Athlet.

Auf Grund dieser Erfahrungen sind wir berechtigt, zu erwarten, daß die konservativen Operationsmethoden vielfach eine spätere volle Inanspruchnahme des Gelenkes wieder gestatten.

Dauerresultate.

Ist dieser Zustand nur vorübergehend oder können wir mit einiger Gewißheit auf dauernden Erfolg rechnen?

Bei der Beurteilung dieser Verhältnisse müssen wir unterscheiden zwischen der Wiederkehr wirklicher habitueller Luxationen und einer frischen traumatischen Luxation, die ja ein operiertes Gelenk ebenfalls betreffen kann. Wenn z. B., wie in dem Fall 7 von Thomas, die erneute Luxation des Gelenkes dadurch herbeigeführt wird, daß ein schwerer Mensch mit seinem ganzen Gewicht auf die mit der Hand auf den Boden gestützte Schulter seines Gegners fällt, so genügt dieses Trauma, um auch bei einem ganz gesunden Gelenk eine Luxation herbeizuführen. Man kann also nicht, wenn das betroffene Gelenk früher wegen habitueller Luxation operiert worden war, in solchem Falle von einem Rezidiv der habituellen Luxation trotz vorangegangener Operation reden. Ebenso handelt es sich um eine erneute traumatische Luxation, nicht um ein Rezidiv einer habituellen Luxation, wenn ein vorher Operierter, wie in dem Falle 13 von Thomas von einem Pferde auf die operierte Seite geschleudert wird und nun eine Luxation eintritt. In diesem Sinne ist wohl auch nicht von Rezidiv der habituellen Luxation zu reden, wenn, wie Ehrlich berichtet, ein neuerliches wirkliches Trauma das in den ersten zwei Jahren durch die Clairmont-Ehrlichsche Operation erzielte günstige Resultat vernichtete.

Davon abgesehen kommen Rezidive nach vorangegangener Operation natürlich vor. In den veröffentlichten Fällen sind sie, wie wir gleich sehen werden, nicht allzu häufig. Man wird indessen daran denken müssen, daß viele operierte Fälle nicht veröffentlicht worden sind, weil ihre Resultate quoad recidivum nicht befriedigend waren. Aber auch mit Rücksicht auf diesen Gesichtspunkt kann man von guten Dauerresultaten nach der Operation reden. Lassen wir als nicht beweiskräftig alle Fälle außer Frage, welche weniger als ein Jahr lang beobachtet worden sind, so findet sich doch immerhin noch eine ganze Anzahl von Fällen, welche nach mehr als einjähriger Beobachtung rezidivfrei geblieben sind. So hatten nach $1-1^1/_2$ Jahren noch keine Rezidive die Fälle von Ricard, Krumm, J. Müller, Samter, Burrell-Lovett, Hildebrand Fall 1, Perthes Fall 4, Schultze Fall 14 (linke Schulter, die andere hatte Rezidiv), Dahlgren, Markus, Thomas Fall 11. Nach $2-3^1/_2$ Jahren waren rezidivfrei die Fälle von W. Müller (Francke Fall 16), Collins Warren, Perthes Fall 1, Wilmanns Fall 1, Röpke, Thomas Fall 9 und 10, Schultze (Bier) Fall 12. Nach vier- und mehrjähriger Beobachtung waren rezidivfrei die Fälle von W. Müller (Francke Fall 17), Thomas Fall 1, 2, 5 und 7,

Schultze (Bier) Fall 1 und 8, ferner 4 Fälle von Hildebrand, die er in seiner Diskussionsbemerkung auf dem Chirurgenkongreß 1909 kurz erwähnt.

Diesen guten Erfolgen steht gegenüber eine Anzahl von Rezidiven. Da ist zunächst ein Fall von Haegler zu erwähnen, bei welchem, wie Hildebrand mitteilt, die Exzision eines Kapselstückes mit nachfolgender Naht ausgeführt worden sein soll. Wie Wilmanns berichtet, hat Haegler ihm mitgeteilt, daß er sich genauerer Einzelheiten über den Fall nicht mehr entsinne. Die Ursache des Rezidivs bleibt also ungeklärt.

Von den 18 habituellen Luxationen, welche Thomas operierte, waren 5 wieder von Luxationen gefolgt. Daß es sich dabei zweimal um frische traumatische Luxationen, nicht um Rezidive einer habituellen Luxation handelte, ist bereits oben auseinandergesetzt worden (Fall 7 und Fall 13). In einem Falle (Fall 5) traten anscheinend Subluxationen bei stärkeren Anstrengungen auf, während eigentliche Rezidive nicht erfolgt sind. Echte Rezidive traten dagegen bei zwei Epileptikern ein; in dem einen Falle (Fall 6) wurde durch eine zweite Operation schließlich eine Dauerheilung erzielt, während in dem andern (Fall 4) auch eine erneute Operation Rezidive nicht verhüten konnte. Die Methode, welche in den rezidivierenden Fällen angewendet war, war die Freilegung der Kapsel von der Achsel her, Exzision eines Kapselstückes und Naht.

Ich selbst sah in meinem ersten Falle Rezidive an dem rechten Schultergelenk auftreten, während die Operation am linken Schultergelenk erfolgreich war. In dem zweiten Falle traten noch zwei- bis dreimal Subluxationen nach der Operation auf, um dann bis jetzt vollkommen fortzubleiben. Die Methode war in dem ersten Falle an der rechten Schulter die Clairmont-Ehrlichsche Muskelplastik, die danach aufgetretenen Rezidive blieben aus, nachdem eine Exzision aus der Kapsel, Naht und freie Fascientransplantation vorgenommen worden war. Die Beobachtungszeit war allerdings nach der zweiten Operation nur kurz. Immerhin waren während derselben Zeit nach der ersten Operation infolge heftiger epileptischer Anfälle schon Rezidive aufgetreten. Als Operationsmethode war bei der linken Schulter des ersten Falles, an welcher Rezidive nicht auftraten, die Clairmont-Ehrlichsche Muskelklappenplastik mit der Modifikation der Verlängerung des Deltoideuslappens durch einen Fascienlappen aus dem Oberarm angewendet worden. Als Operationsmethode in dem zweiten Falle, in welchen nach zwei oder drei anfänglichen Subluxationen eine bis jetzt rezidivfreie Zeit folgte, war wieder die Clairmont-Ehrlichsche Operation ausgeführt worden. Doch wurde der Deltoideuslappen durch einen Periostlappen vom Humerusschaft verlängert. Wie sich im Röntgenbild nach 10 Monaten zeigte, hatte das dem Gelenk vorgelagerte Periost eine dünne Knochenlamelle gebildet, welche offenbar die Wiederkehr der Luxation verhütete (Abb. 24).

Auch Armour erlebte in seinem ersten nach Clairmont-Ehrlich operierten Fall ein Rezidiv. Es war ein Fall, in dem auch schon die Kapselfaltung ohne Erfolg ausgeführt worden war.

Payr sah unter den 6 Fällen, über welche sich Mitteilungen finden, zweimal Rezidive bei vier Dauererfolgen. Es war Kapselraffung und Faltung gemacht worden.

Schultze (Bier) sah unter 18 Fällen, in welchen mehrmals beide Schultern bei demselben Patienten betroffen waren, 7mal Rezidive nach Eingriffen an

der Kapsel. Es war dreimal energische Raffung der Kapsel, zweimal Inzision
und Doppelung und zweimal Exzision und Doppelung gemacht worden. Bemerkenswert ist, daß in einem Fall (Nr. 7) das erste postoperative Rezidiv
erst nach einem Jahr, in einem anderen (Nr. 9) nach $^5/_4$ Jahren, in einem dritten
(Nr. 14) sogar erst nach 2 Jahren auftrat. In einem der angeführten 6 Fälle
trat nach zweimaligem Rezidiv dreijährige Rezidivfreiheit auf. In einem anderen

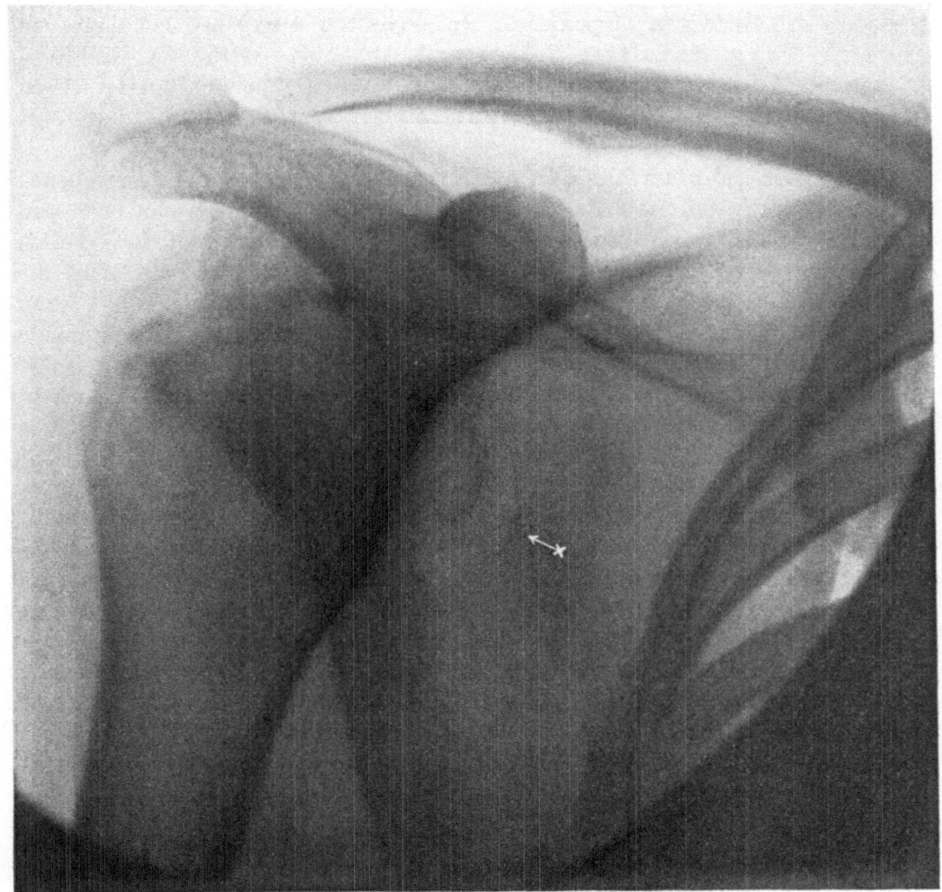

Abb. 24.

nutzte auch die erneute Operation — Plastik aus dem Musculus pectoralis —
nichts.

Wir sehen also, Rezidive sind nach der Operation nicht allzu selten. Sie
können sehr bald nach der Operation auftreten, es kann aber auch eine geraume
Zeit vergehen, ehe sich der Mißerfolg der Operation in bezug auf das Dauerresultat zeigt. Wenn also noch nach 1—2 Jahren Rezidive auftreten können,
dann müssen wir die Mahnung W. Müllers, mit der Beurteilung des Dauererfolges der Operation vorsichtig zu sein, anerkennen, wenn vielleicht auch
die von Müller gesetzte Grenze von vier Jahren etwas weit gezogen ist. Wir
haben oben aber eine ganze Reihe von Fällen kennen gelernt, welche selbst

diese Bedingung erfüllen, so daß es nicht zweifelhaft sein kann, daß der operative Eingriff die habituelle Luxation vollkommen zu beheben imstande ist.

Wahl der Operationsmethode.

Die Frage nach der Ursache der Rezidive und der Möglichkeit, sie zu vermeiden, führt auch zur Frage nach der Wahl der besseren Operationsmethode. Es ist in dieser Hinsicht wichtig zu wissen, ob irgendwelche Operationsmethoden besonders zu Rezidiven disponieren. In den oben angeführten Fällen von Thomas, Payr, Schultze, Seidel und Armour, welche zu Rezidiven führten, war 5mal Kapselraffung, 1mal Exzision und Doppelung, 4mal Inzision und Doppelung, 2mal die Clairmont-Ehrlichsche Operation ausgeführt worden.

Demnach trat unter 20 Fällen von Kapselraffung, die aus der beigegebenen Tabelle bekannt sind, 5mal Rezidive auf, in 29 Fällen von Kapselinzision und Doppelung 4mal, in 2 Fällen von Exzision und Doppelung 1mal, in 7 Fällen von Clairmont-Ehrlichscher Operation mindestens 2mal. Läßt man die Exzision und Doppelung wegen allzu geringer Zahl der Fälle fort, so kann man immerhin sagen, daß die die Kapsel am wenigsten berücksichtigende Methode die Clairmont-Ehrlichsche Operation in etwa $^1/_3$ bis $^1/_4$ der Fälle, die bloße Kapselraffung in $^1/_4$ der Fälle und die Kapselinzision mit Doppelung in $^1/_7$ der Fälle zu Rezidiven führt. Soweit man aus den immerhin kleinen Zahlen schließen kann, würde also die radikalere Methode die bessere Aussicht auf Dauerheilung bieten.

Nun fragt es sich aber noch, ob etwa in den nach der Operation rezidivierenden Fällen Verhältnisse vorgelegen haben, die eine andere als die angewandte Operationsmethode geeigneter hätte erscheinen lassen. In den 10 Fällen, in welchen sich in dieser Beziehung Angaben finden, handelte es sich 6mal um Epileptiker, 4mal um rein traumatische Genese der habituellen Luxation. Irgendwelche sichere Schlüsse lassen sich aus diesen Zahlen nicht ziehen, wenngleich es scheinen möchte, als ob Gelenke von Epileptikern auch nach der Operation mehr zur Reluxation neigten.

Die pathologisch-anatomischen Veränderungen, welche in den trotz Operation rezidivierten Fällen berichtet werden, bieten mehr Interesse. In meinem Fall 1 war sicher keine Veränderung der Schulter vorhanden. Es handelte sich um ein anscheinend normales Gelenk. Auch im Fall 7 von Schultze fand sich nichts Besonderes, in Fall 14 „geringe Höhe des Kopfes im Röntgenbild", ein Befund, der wohl nach keiner Richtung hin zu verwerten ist, ebensowenig wie die „etwas auffällige Einsenkung oberhalb des Tuberculum majus" im Röntgenbild in Fall 8. Dagegen zeigt Fall 2 an der rechten Schulter im Röntgenbild Abreißung am Labrum glenoidale, Erweichungsherde am Tuberculum majus, an der linken Schulter im Röntgenbild Abriß am Tuberculum majus. In Fall 3 waren auf dem Röntgenbild abgeplatteter Kopf, Unebenheiten an der Pfanne festzustellen, und in Fall 6 zeigte das Röntgenbild einen tiefen Defekt über der Gegend des Tuberculum majus, als ob ein Sektor der Zirkumferenz herausgesprengt wäre.

Im Fall 2 von Thomas fand sich im Röntgenbild eine Rinne am Kopf, ein Knochensprengstück bei der Operation. In Fall 6 fehlte die vordere Hälfte der Pfanne; es war eine glatte Gleitfläche vom hinteren Gelenkrand nach vorn und innen in eine abnorme Tasche hinein entstanden, welche den Kopf in luxierter Stellung aufnahm.

Wir finden also in 4 Fällen keine oder nicht verwertbare Angaben. An 4 Gelenken (Schultze) sehen wir dagegen auf dem Röntgenbild zum Teil Abrisse am Tuberculum majus, zum Teil Veränderungen, welche auf Druck- oder Schliffurchen am Kopf oder Unebenheiten an der Pfanne hindeuten. In den beiden Rezidivfällen von Thomas fanden sich diese Veränderungen in sehr ausgesprochenem Maße.

Bei den Untersuchungen, ob die angewandten Operationsverfahren den vorliegenden Veränderungen entsprochen haben, drängt sich mindestens in dem Falle 6 von Thomas die Überzeugung auf, daß dies nicht der Fall gewesen ist. Hier war trotz Kapselinzision und Doppelung bei fehlender vorderer Pfannenhälfte die Operation nutzlos. Die Kapselverkürzung konnte den Wiedereintritt der Luxation nicht verhindern. Als nun aber eine zweite Operation vorgenommen, bei dieser den anatomischen Verhältnissen Rechnung getragen und nach dem Vorgehen Hildebrands eine neue Pfanne rekonstruiert wurde, blieben die Luxationen aus, trotz schwerer Epilepsie, die vorher mehrere Luxationen am Tage herbeigeführt hatte. Man gewinnt hier also den Eindruck, daß die auf Grund der anatomischen Verhältnisse getroffene Wahl der Operationsmethode bei der Rezidivoperation die Ursache der endgültigen Heilung, die vorhergegangene wahllose Anwendung der bloßen Kapselverkürzung der Grund für die postoperativen Rezidive gewesen ist.

Auch in den Fällen von Schultze, in denen von Abrissen am Tuberculum majus, Defekten am Kopf und Veränderungen am Pfannenrand die Rede ist, liegt die Möglichkeit vor, daß die Verkleinerung der Kapsel allein den vorliegenden anatomischen Veränderungen nicht in vollem Maße entsprochen hat und vielleicht deswegen Rezidive eingetreten sind.

Aus dem Empfinden heraus, daß bei genügendem Zuwarten — 3 bis 4 Jahre — die Statistik der Operationsresultate der Kapselraffung bzw. -verkürzung ohne Rücksicht auf den pathologisch-anatomischen Befund des Einzelfalles, sich anders, und zwar schlechter gestaltet als jetzt in der Literatur der Fall ist, mit anderen Worten, daß die einfachen Kapseloperationen ohne Berücksichtigung des pathologisch-anatomischen Befundes häufiger als angenommen zu Mißerfolgen führen müssen, hat W. Müller, wie schon oben erwähnt, die prinzipielle Revision der Außenrotatoren und die Korrektur derselben gefordert. Er hat dieses Prinzip auch als erster durchgeführt (Francke Fall 18) und neben der Kapselraffung gleichzeitig die Vornähung der abgerissenen Außenrotatoren vorgenommen.

Der Forderung Müllers ist auch Perthes in weitgehendem Maße gerecht geworden, indem er in seinem ersten und zweiten Fall die abgerissenen Außenrotatoren durch Nagelung befestigte, in seinem dritten Fall die abgerissene vordere Gelenklippe ebenfalls wieder durch Nägel an den Gelenkrand heranbrachte. Rezidive blieben aus. Denselben Zweck der Wiedervereinigung der abgerissenen Gelenklippe mit dem Knochen verfolgte auch Wiesinger, nur daß er ihn durch Narbenbildung infolge Tamponade zu erreichen suchte. Eine gleiche kausale Theorie trieb Hildebrand mit seiner neuen Pfannenbildung, die in ähnlicher Weise auch Thomas außer in dem schon oben erwähnten Rezidivfall auch noch in seinem Fall 12 anwandte, indem beinahe die ganze vordere Hälfte des Gelenkfortsatzes durch die vordere und untere Kapselpartie, die intakt geblieben war, abgerissen war und ein reichlich großer Defekt im Kopf an der üblichen Stelle bestand.

In all diesen Fällen wurden Rezidive nicht beobachtet, trotzdem die vorliegenden Veränderungen zum Teil doch recht erhebliche waren. Man könnte also annehmen, daß die die vorliegenden anatomischen Veränderungen berücksichtigende Operationsmethode die geeignetste zur Verhütung der Rezidive ist.

Nun sind aber andererseits Fälle bekannt, bei denen trotz ernsterer anatomischer Veränderungen die einfache Kapselverkleinerung zum Dauererfolg führte. W. Müller, der die Forderung des kausalen Vorgehens vertritt, hat selbst einen Fall operiert, bei dem er ein Stück abgesprengten Pfannenrand entfernte, ein Stück Kapsel exzidierte und die Kapsel wieder vernähte. Das Gelenk wurde nicht eingehender abgetastet. Da aber das keilförmige Knochenstück 1 cm lang war, so ist doch wohl anzunehmen, daß die vorliegenden Veränderungen nicht ganz gleichgültig waren. Trotzdem war nach vier Jahren noch kein Rezidiv aufgetreten. Wilmanns (Goldmann) berichtet über einen Fall, in dem das Röntgenbild Knochenabsprengungen am Tuberculum majus zeigte. Es wurde Exzision und Naht der so verkleinerten Kapsel gemacht. Nach zwei Jahren noch kein Rezidiv, obgleich vor der Operation Verrenkungen bei den geringsten Anlässen eingetreten waren. In einem zweiten Falle waren Bruchstücke am inneren unteren Pfannenrande festzustellen; es wurde mit Inzision und Doppelung der Kapsel operiert. Auch hier trat kein Rezidiv auf; die Beobachtungsdauer ist allerdings nicht zu ersehen. Thomas fand in seinem Falle 5 am unteren Teil des Gelenkes ein $1^1/_4$ Zoll langes, $^1/_4$ Zoll breites und dickes Knochenstück sowie einen entsprechenden Defekt am vorderen Pfannenrande. Er entfernte das Bruchstück nach Inzision der Kapsel, doppelte letztere und konnte einen Dauererfolg von $4^1/_2$ Jahren feststellen. Bei Rinnenbildung am Kopf allerdings anscheinend unerheblicher Natur operierte er 6mal mit Inzision und Doppelung der Kapsel und hatte stets vollen Dauererfolg. Ich selbst konnte in meinem Fall 2 im Röntgenbild schwerste Veränderungen am Kopf und an der Pfanne, Absprengungen und freie Gelenkkörper feststellen. Die durch Hinzufügung eines Periostlappens zum hinteren Deltoideuslappen modifizierte Clairmont-Ehrlichsche Operation führte nach anfänglichen Reluxationen zum Dauererfolg, nachdem das Periost Knochen gebildet und so eine Barriere geschaffen hatte, welche das Abgleiten des Kopfes nach vorn hinderte.

Wir sehen also, daß wir einerseits Fälle haben, bei denen die die anatomischen Veränderungen berücksichtigende Operation zu vollem Dauererfolg führte, während Mißerfolge bei diesem Vorgehen nicht bekannt sind. Andererseits finden wir Fälle, bei denen die unter Außerachtlassung der pathologisch-anatomischen Verhältnisse ausgeführte einfache Kapselverkleinerung zu Rezidiven führte, aber auch Fälle, in denen sie zur Herbeiführung des Dauererfolges trotz schwerer Gelenkveränderungen genügte.

Bier meint in Würdigung dieser Tatsache: „es sind sehr viele Methoden empfohlen und diese Methoden führen im großen und ganzen alle zum Ziele. Nun muß man sich doch fragen, was haben denn alle Operationen, die gegen die habituelle Schulterluxation empfohlen sind, gemeinsam? Das Gemeinsame ist bei allen die Kapselschrumpfung und eine gewisse Versteifung hinterher.

Ich glaube darauf kommt es an". Nach den vorstehenden Ausführungen fragt es sich aber, ob wir die Frage der besten Operationsmethode bei der habituellen Schulterluxation auf diese einfache Formel bringen können.

Die Zahlen sind leider zu klein, um bindende Schlüsse aus ihnen zu ziehen. Man wird aber wohl nicht fehlgehen, wenn man die aus ihnen herauszulesenden Folgerungen dahin formuliert, daß man sagt: Die Operationsmethoden, welche ohne Berücksichtigung des pathologisch-anatomischen Befundes eine Verengerung der Kapsel bzw. eine Einengung des Gelenkraumes oder auch eine Beeinflussung der Gelenkmuskulatur herbeizuführen suchen, können von vollem Dauererfolg begleitet sein. Eine verhältnismäßig große Anzahl von postoperativen Rezidiven wird aber bei diesem Vorgehen beobachtet. Die Methoden dagegen, welche sich auf die Berücksichtigung des pathologisch-anatomischen Befundes aufbauen, sind quoad recidivum als die aussichtsreichsten zu betrachten.

Nach diesem Gesichtspunkte wird man sein Vorgehen bei der Operation der habituellen Schulterluxation einrichten müssen. Die Diagnose der vorliegenden Gelenkveränderungen ist schon vor der Operation möglichst exakt zu stellen. Das Röntgenbild wird in vielen Fällen einen genügenden Anhaltspunkt geben, um wenigstens entscheiden zu können, ob wesentliche Veränderungen vorliegen. Der Aufnahme von vorn nach hinten ist die Aufnahme von hinten nach vorn, eventuell von oben nach unten hinzuzufügen. Defekte am Kopf, Absprengungen vom Pfannenrand werden sich an einem guten Röntgenbild immer erkennen lassen. Größere Defekte am Kopf müssen den Verdacht erwecken, daß der vordere Pfannenrand ein besonders gutes Widerlager für den Kopf bildet, was häufig nur nach Abriß des Limbus cartilagineus und Ablederung des Periostes von der vorderen Skapulahalsfläche möglich sein wird.

In solchen Fällen sich mit Operationen ohne Kapseleröffnung begnügen zu wollen, würde nach den bis jetzt vorliegenden Erfahrungen nicht rationell sein. Man ist hier verpflichtet, durch Eröffnung des Gelenks, den Augenschein und den tastenden Finger die Ergebnisse des Röntgenbildes zu vervollständigen und je nach dem Befund die notwendige Korrektur eintreten zu lassen: abgesprengte Knochenstücke zu entfernen, den abgerissenen Limbus cartilagineus nach Perthes am vorderen Pfannenrand wieder zu befestigen, die mißgestaltete Pfanne nach Hildebrand zu korrigieren, das abgerissene Tuberculum majus oder die Auswärtsroller nach Müller wieder an ihren normalen Platz zu bringen usw. Selbstverständlich wird man zu diesen Operationen nur schreiten, wenn die entsprechenden Veränderungen auch wirklich vorhanden sind. Man wird also die Hildebrandsche Operation der Pfannenbildung nur ausführen, wenn wirklich schwerere Veränderungen der Pfanne vorhanden sind. Zu einer Normalmethode für alle Fälle könnte sie nie werden. Sie würde im Gegenteil in leichteren Fällen durch Fortnahme der Knorpelfläche neue Störungen schaffen.

Die Kapseleröffnung bei negativem oder anscheinend geringfügigerem Röntgenbefund abzulehnen, würde ich bis zur Sammlung größerer Erfahrungen nicht für richtig halten. Gute Röntgenuntersuchungen bei der habituellen Schulterluxation liegen noch nicht in größerem Umfange vor und wir wissen noch nicht genau, wie wir anscheinend kleinere Abweichungen der normalen Konturen zu bewerten haben. Aus der in Abb. 12 u. 14 wiedergegebenen Röntgenaufnahme meines dritten Falles ist z. B. nur auf Defekt am Kopf zu schließen gewesen. Über Ausdehnung desselben oder sonst vorliegende Veränderungen ist aus dem Röntgenbild nichts zu entnehmen, und doch gehören die Veränderungen zu den schwersten, die beschrieben worden sind. Hätte man sich im Vertrauen auf die scheinbare Geringfügigkeit der Veränderungen im Röntgenbild von der Eröffnung der Kapsel abhalten lassen, so wäre man zu einer ganz falschen Wertung des Falles gekommen. Die Kapseleröffnung ist also am besten in allen Fällen vorzunehmen, in welchen man Veränderungen an den knöchernen Gelenkenden nicht mit Sicherheit ausschließen kann.

Glaubt man aber begründeten Anlaß zu haben, irgendwie erhebliche Veränderungen der Gelenkflächen ausschließen zu können, so kann man sich mit den Methoden begnügen, welche die Kapsel ohne Eröffnung des Gelenkes zu verkleinern oder durch parartikuläre Muskel- und Sehnenplastiken die Gelenkmechanik zu beeinflussen suchen. Wir haben sie oben kennen gelernt, haben auch erfahren, daß sie ihren Zweck in geeigneten Fällen zu erreichen imstande sind und haben hier nur zu entscheiden, ob sie auch im übrigen zweckmäßig genug sind, um allgemeiner angewendet zu werden.

In dieser Beziehung ist zunächst über die Clairmont-Ehrlichsche Operation einiges zu sagen. Sie ist sicherlich eine anatomisch gut durchdachte Operation. Sie ist aber andererseits ebenso sicher technisch nicht einfach. Man denke nur an die doppelte Schnittführung an der Vorder- und Hinterseite des Gelenkes, ferner an die anatomisch interessante, für den weniger Geübten aber nicht leichte Arbeit zwischen den Ansätzen der Oberarmmuskulatur, an die Notwendigkeit, die hinteren Achselgefäße und den Axillarnerven peinlich zu schonen. Diese Schwierigkeiten können natürlich bei einiger Geschicklichkeit überwunden werden. Ein Hauptbedenken gegen die Methode liegt aber darin, daß der aus der hinteren Deltoideuspartie abgespaltene Muskellappen an der Leiche sich zwar sehr schön nach vorn ziehen und zwischen den vorderen Muskelbündeln des Deltoideus vor der Kapsel bis in die Nähe des Processus coracoideus bringen läßt, am Lebenden sich dagegen sofort nach seiner Abspaltung kontrahiert. Es kostet nun Mühe, ihn genügend weit nach vorn vor das Gelenk zu bringen, namentlich in den Fällen, in welchen der Muskel schon an und für sich kurz und breit entwickelt ist. Diese Schwierigkeit begegnete, wie wir gesehen haben, den beiden Autoren der Methode selbst in ihren beiden ersten Fällen. Armour hatte in einem seiner beiden Fälle dasselbe Mißgeschick. Ich selbst empfand die Verkürzung des Deltoideuslappens bei der ersten Operation meines ersten Falles ebenfalls sehr unangenehm und modifizierte deswegen bei zwei folgenden Operationen das Verfahren, wie schon oben erwähnt, in der Weise, daß der Muskellappen durch einen Fascien- oder Periostlappen verlängert wurde.

Besteht also einerseits ohne diese Verlängerung bei der Clairmont-Ehrlichschen Methode die Gefahr, daß der Muskellappen sich so stark verkürzt, daß er für einen wirksamen Zug nicht genügend weit nach vorn gebracht werden kann, so kann andererseits noch der Einwand gemacht werden, daß die Spitze des Lappens wahrscheinlich nicht als Muskel erhalten bleibt, sondern bindegewebig degeneriert. Das konnte bei der Autopsie meines ersten Falles festgestellt werden. Es ist höchstwahrscheinlich, daß sich dieser Vorgang ziemlich häufig abspielen wird, da die Ernährungsverhältnisse der Spitze in der Tat außerordentlich ungünstig sein müssen, auch wenn die Arteria und Vena circumflexa humeri posterior nicht verletzt worden sind. Dazu kommt noch, worauf Payr aufmerksam macht, die Schädigung der Muskelnerven, welche zur Atrophie führen muß. Möglicherweise ist dieser Vorgang für den endgültigen Ausgang indessen nicht allzu wichtig, da vielleicht auch durch den entstehenden bindegewebigen Strang, der im Zusammenhang mit der funktionsfähigen Muskellappenpartie bleibt, ein Zug auf das Collum humeri ausgeübt wird, der genügt, die Luxation des Humerus zu verhüten.

Will man aber trotz der geltend gemachten Bedenken die Clairmont-Ehrlichsche Methode anwenden, so empfiehlt es sich, von vornherein auf die Retraktion des Deltoideuslappens Rücksicht zu nehmen und denselben über seinen Ansatzpunkt am Humerusschaft hinaus durch einen Fascienlappen aus der Oberarmfascie oder einen Periostlappen vom Humerusschaft nach meinem Vorgehen zu verlängern. Der Zug wird dadurch besser auf das Collum chirurgicum übertragen, die eventuell auftretende Narbenbildung wird resistenter. Die Beobachtung, daß das im Zusammenhang mit dem Muskel gebliebene Perioststück, wie das Röntgenbild in meinem Falle nachweist, vor dem Gelenk eine dünne Knochenlamelle gebildet hat, erklärt die Tatsache, daß die anfänglich aufgetretenen Subluxationen zuletzt ganz ausgeblieben sind. Trotz dieses Erfolges würde aber zu erwägen sein, ob man nicht in einem ähnlichen Falle auf das gleiche Vorgehen verzichten, vielmehr den vorliegenden schweren Gelenkveränderungen auf den Grund gehen und in anderer geeigneter Weise für die Schaffung eines Widerstandes an der Vorderfläche des Gelenkes sorgen soll.

Gegenüber dieser entschieden nicht einfachen und noch dazu nicht unbedingt sicheren Methode von Clairmont-Ehrlich bedeutet das Röpkesche Vorgehen, die Raffung der Sehne des Musculus subscapularis, eine wesentliche Vereinfachung. Liegen keine gröberen Veränderungen an den Gelenkenden vor, so wird dieses Verfahren auch zur Verhütung von Reluxationen genügen, wie Röpkes eigener Fall zeigt. Daß es bei schwereren Veränderungen immer ausreichen wird, möchte ich bezweifeln.

Es ist ja im wesentlichen nichts anderes als eine Raffung der mit der Subscapularissehne unmittelbar zusammenhängenden Kapsel und muß, wie dieses Verfahren, derselben postoperativen Reluxationsgefahr unterworfen sein. Immerhin wird man eines dieser beiden Verfahren anwenden, wenn man sich entschließt, auf Revision der intrakapsulären Verhältnisse zu verzichten. In bezug auf den Erfolg stehen sie dem schwierigeren Clairmont-Ehrlichschen Verfahren ebenbürtig zur Seite und sind ihm in den meisten Fällen, weil einfacher, vorzuziehen.

Die interessanten Verfahren von Payr und Kirschner, welche ohne Eröffnung des Gelenkes die freie Fascientransplantation zur Einengung des Gelenkraumes in der oben geschilderten Weise benutzen, bedürfen zur Erprobung ihres endgültigen Wertes wohl noch einiger weiterer Anwendung.

Ein Wort noch zur Verstärkung der anderweitig operativ in Angriff genommenen Kapsel durch frei transplantierte Fascien. Wird die Fascie auf die Nahtlinie aufgesteppt, so bewirkt sie an und für sich schon eine Sicherung derselben. Vor allem bildet sie aber auch eine Verstärkung der ganzen Kapselpartie, eine Doppelung derselben gerade an der gefährdetsten Stelle, an welcher der Kopf im Moment der Luxationsbewegung anzudrängen pflegt. Hier eine doppelte Sicherung zu haben, wird von nicht unwesentlicher Bedeutung sein. Selbst wenn die Fascie eine weitgehende Umwandlung ihrer elastischen Momente erfährt, was nach den interessanten Untersuchungen Kleinschmidts über die Transplantationsfähigkeit der Fascie wohl der Fall sein wird, da sie von dem Schultergelenk in der Hauptsache nur auf Druck beansprucht wird — bei der von mir gewählten Verflechtung mit dem Musculus deltoideus kommt allerdings auch ein gewisser Zug hinzu, der die elastischen Momente besser erhält — selbst also im Falle einer weitgehenden bindegewebigen Umwandlung ist durch die Verstärkung der Kapsel viel gewonnen. Die geringe Verlängerung der Operation durch die Entnahme des Fascienlappens vom Oberschenkel oder der Bauchwand ist nicht von Bedeutung. Die Verstärkung der gefährdeten Kapselpartie durch einen Fascienlappen, unter Umständen auch nach dem oben angegebenen Verfahren durch eine Muskelplastik, ist daher zu empfehlen.

Prophylaxe.

Ein Wort sei noch über die Prophylaxe der habituellen Luxation gesagt. Vielfach findet man in den Krankengeschichten die Angabe, daß der ersten traumatischen Luxation der betreffenden Schulter nicht genügend Aufmerksamkeit geschenkt wurde. Die Patienten sind häufig ohne regelrechten Verband geblieben, haben entweder sofort oder sehr bald ihre gewohnte Beschäftigung oder andere Arbeiten wieder aufgenommen. Wenn auch z. B. Marbaix, der in dieser Weise vorgeht und vom ersten Tage an wieder Bewegungen ausführen läßt, keine Rezidive erlebt haben will, so kann es doch keinem Zweifel unterliegen, daß in vielen Fällen hierin ein wesentliches ätiologisches Moment der habituellen Luxation liegt. Durch zu frühzeitigen Gebrauch des luxiert gewesenen Gliedes verlieren die abgerissenen Muskeln die Möglichkeit, sich wieder genügend mit der normalen Stelle zu vereinigen. Der Kapselriß hat nicht die genügende Zeit zur festen Vernarbung. Die Narben können also auch schon durch mäßige Gewalten gedehnt und eventuell wieder vollkommen zerrissen werden. Da die folgende Luxation schon weniger schmerzhaft zu sein pflegt wie die erste, so geben die Patienten noch weniger auf sich acht und das Spiel wiederholt sich von neuem. Wir müssen also verlangen, daß dem luxiert gewesenen Gelenk genügend Zeit gegeben wird, die erlittenen Schädigungen vollkommen auszugleichen. Um dieses Ziel zu erreichen, wird man sich von den vorliegenden pathologisch-anatomischen Veränderungen Rechenschaft ablegen müssen, und zwar in erheblicherem Umfange als es bisher wohl gewöhnlich der Fall war. Selbstverständlich spielt die Schwere der vorliegenden Veränderung eine wesentliche Rolle für die zu ergreifenden Maßnahmen. Handelt es sich um einen einfachen Kapselriß, so werden die Heilungsverhältnisse von vornherein günstig sein. Handelt es sich aber um einen Abriß des Tuberculum majus und der Außenrotatoren oder des Limbus cartilagineus vom vorderen Pfannenrande, so liegen die Verhältnisse schon komplizierter und man wird ihnen erhöhte Aufmerksamkeit zuwenden müssen. Dieser Forderung ist unter den heutigen Verhältnissen nicht mehr so schwer gerecht zu werden wie vor der Einführung der Röntgentechnik in die Chirurgie. Machen wir es uns zur Regel, von jeder Luxation vor ihrer Einrenkung ein gutes Röntgenbild anzufertigen, so werden wir die vorliegenden anatomischen Veränderungen verhältnismäßig leicht erkennen können, zum mindesten die Abrisse des Tuberculum majus und der Außenrotatoren, während der Abriß der vorderen Gelenklippe schwieriger zu erkennen sein wird, wenn nicht Teile des Pfannenrandes selbst mit abgesprengt sind. Die gewonnene röntgenologische Erkenntnis werden wir in prophylaktischer Hinsicht verwerten, indem wir Fälle mit schwereren Veränderungen einer längeren Ruhestellung unterziehen, während man in den leichten Fällen mit Fixation von 8—10 Tagen Dauer, dann vorsichtigen passiven Bewegungen und Massage auskommen wird, so daß der Patient von der dritten Woche an seinen Arm wieder aktiv bewegen kann. Hervorzuheben ist aber, daß auch die Abrisse des Tuberculum majus verhältnismäßig kurze Heilungsdauer beanspruchen und nicht etwa als reguläre Knochenbrüche behandelt werden dürfen.

Grundregel der Prophylaxe der habituellen Luxation wird also sein, die akute Luxation entsprechend der vorliegenden pathologisch-anatomischen Veränderung kürzere oder längere — jedenfalls aber genügend lange — Zeit fixierend zu behandeln, ohne dabei das gewünschte Endresultat, die möglichst volle Beweglichkeit der verrenkten Schulter, aus dem Auge zu lassen.

Lauf. Nr.	Autor	Jahr	Geschlecht m.	Geschlecht w.	Alter des Patienten	Art der Luxation	Gelegenheitsursache	Häufigkeit der Rezidive	Dauer des Leidens
									Re-
1	C r a m e r	1882		w.	30	L. subcoracoidea dext.	Epileptischer Anfall	19	7 Jahre
2	K ü s t e r	1882	m.			—	—	6	³/₄ Jahr
3	V o l k m a n n (Popke)	1882	m.		30	Nach vorn, linksseitig	—	9—10	7¹/₄ Jahre Bandage ohne Erfolg
4 u. 5	V o l k m a n n (von K ü s t e r als mündliche Mitteilung auf dem XI. Chir.-Kongreß 4. Sitzung 1882 erwähnt).	1882	—	—	—	—	—	—	—
6	L ö b k e r (Arch. f. klin. Chir. Bd. 34, S. 659).	1886	m.		30	?	—	28	—

Pathologisch-anatomischer Befund	Therapie	Erfolg

sektionen.

Pathologisch-anatomischer Befund	Therapie	Erfolg
Keine Kapselerschlaffung. Kein Riß. Unregelmäßiger, aus Knorpel und Bindegewebe, im Zentrum aus Knochen bestehender Körper. Größter Durchmesser 1 cm. Am hinteren Rande der Cav. glenoid. mit einem etwa 2 cm langen, fibrösen Faden adhärent. Am hinteren äußeren Teil des Gelenkkopfes ein Defekt von 4 cm Länge, 2 cm Breite, ³/₄ cm Tiefe.	Resektion nach Langenbeck.	Nach 1 Jahr rezidivfrei. Beweglichkeit u. Brauchbarkeit in hohem Maße beschränkt. Zuweilen störende Schmerzen.
Kapsel narbig verdickt. Kein Riß. Am Kopfe, an der inneren und hinteren Seite ein ziemlich tiefer, scharf begrenzter, rinnenförmiger Defekt.	Resektion.	—
Am hinteren äußeren Teile des Kopfes neben dem Tuberculum majus ein rinnenförmiger, scharf begrenzter Defekt. Von der Gelenkfläche der Skapula ist vorn unten ein Stück verloren gegangen. An dieser Stelle ist die Kapsel vom Limbus cartilagineus abgerissen, so daß ein Schlitz entsteht, der in die Bursa subscapularis führt. Am Kapselrande dieses Schlitzes sitzt ein harter, etwa erbsengroßer, etwas gestielter Körper, der von Knorpel überzogen ist und einen knöchernen Kern enthält. Der Körper wird als stark atrophiertes, mit der Kapsel abgerissenes Fragment der Skapulapfanne betrachtet.	Resektion. Drainage. Naht.	—
Ähnliche Absprengungen am Kopf wie bei Nr. 3.	Resektion.	—
Gelenkkopf, abgesehen von zahlreichen tuberösen Wucherungen am Rande, in der inneren vorderen, an das Tuberculum minus grenzenden Hälfte, von relativ normaler Konfiguration. An Stelle der äußeren, an das Tub. maj. grenzenden Hälfte hat aber der Kopf seine Wölbung verloren; hier ein die ganze Höhe des Kopfes einnehmender Defekt von nahezu 1 cm Tiefe und 2 cm Breite. Defekt gegen den relativ normalen Teil des Kopfes durch einen scharf vorspringenden Rand abgegrenzt. Begrenzung allerseits regelmäßig; Knochen im Bereiche des Defektes überall von Knorpel überzogen, nirgends Spuren einer älteren Absprengung. Tubercula und Sulcus intertubercularis intakt, lange Bizepssehne vom Limbus abgerissen und im Sulcus verwachsen. Am Tub. maj. verdeckte Kapselpartien infolge früherer Abreißung der Muskelinsertionen. Von der ursprünglichen Gelenkfläche der Skapula besteht nur die kleine äußere Hälfte, welche durch eine senkrecht abfallende Kante nach innen scharf begrenzt wird. Die größere innere Hälfte der Kavitas liegt mit der äußeren nicht in einer Ebene, sondern stößt in der genannten Kante unter einem Winkel mit der äußeren zusammen. Der innere Abschnitt ist vollkommen regelmäßig geformt, mit Knorpel bekleidet und zeigt ebenfalls nirgends eine Spur früherer Absprengung. Gelenkkopf und Cavitas glenoidalis passen so aufeinander, daß der relativ normale	Resektion (P. Vogt).	Ganz zufriedenstellende Funktion.

Lauf. Nr.	Autor	Jahr	Geschlecht		Alter des Patienten	Art der Luxation	Gelegenheitsursache	Häufigkeit der Rezidive	Dauer des Leidens
			m.	w.					
7	Schüller	1890		w.	37	L. subcoracoidea	Erste Luxation bei schweren Krämpfen während einer Entbindung	„Unzählige" Male	14 Jahre
8	W. Müller (Franke, Fall 15)	1898	m.		24	—	Epileptiker	Anfangs 5 Rezidive in längerem Zwischenraum, dann zunehmende Häufung.	3 Jahre
9	Nélaton (in Duplay-Reclus)	1892 oder 1893	0	?	—	—	—	—	—
10	Wendel	1903	m.		39	L. subcorac.	1. Luxation beim Versuch, die Quecksilbersäule eines Thermometers (Wärter einer Irrenanstalt) durch kräftiges Schlagen in der Luft wieder in die Glaskugel zurückzubringen	3mal	$^1/_2$ Jahr

Pathologisch-anatomischer Befund	Therapie	Erfolg
innere Abschnitt des Kopfes mit der inneren Hälfte der Kavitas artikuliert und die Furche des Defektes am Kopfe auf der vorspringenden Kante der Kavitas reitet. Es besteht also eine Subluxation des Kopfes mit Nearthrosenbildung.		
Kapsel nicht abnorm weit, glatt. Sie enthält 4 freie, teils knorplige, teils knöcherne Gelenkkörper. Am Kopf ein gleicher Defekt wie im Löbkerschen Fall, nach Ansicht des Autors durch Druck gegen den inneren Pfannenrand entstanden. Innerer Pfannenrand abgeschrägt, am unteren Ende spitzhöckerig ausgezackt. Veränderungen von Arthritis deformans.	Resektion.	Nach 6 Wochen Heilung und Beginn mit Bewegungen.
Muskulatur normal. Kapsel sehr weit, besonders vorn und hinten. Nicht unbedeutender Hydrops. Synovialis samtartig gerötet. Am vorderen Pfannenrande schmaler Knorpeldefekt. Am hinteren äußeren Teil des Humeruskopfes eine scharf begrenzte, ca. $^3/_4$ cm tiefe, 2 cm lange und 1 cm breite dünn überknorpelte Grube. Boden und Ränder derselben leicht höckrig, unregelmäßig. Vom Rande her erstrecken sich mehrere kleine Sprünge in die Umgebung. Im Gelenk ein freier Körper, welcher genau das Positiv des Kopfdefektes darstellt und auf der einen Seite glatte Knorpel-, auf der anderen Seite knöcherne Bruchfläche zeigt.	Resektion. Naht. Drainage.	Beweglichkeit des Armes in maximo bis etwas über die Horizontale. Seit acht Jahren niemals Rezidive beobachtet. Patient mit seinem Zustand sehr zufrieden.
Alle näheren Angaben fehlen.	Resektion.	Mittelmäßiger Erfolg. Starke Einschränkung der Beweglichkeit.
Frische Luxation! Kein Kapselriß! Kapsel ziemlich erheblich verdickt, aber nicht auffallend erweitert. An der hinteren Fläche des Humeruskopfes ein großer Defekt, durch welchen er auf $^2/_3$ seiner Größe verkleinert war. Das fehlende Knochenstück wurde innerhalb der Kapsel nicht gefunden. Der Defekt lag am äußeren und hinteren Umfange des Humeruskopfes, und zwar ist er von zwei annähernd aufeinander rechtwinklig stehenden, völlig ebenen Flächen begrenzt. Diese Flächen verlaufen bei herabhängendem Arm vertikal, so daß also ein horizontaler, den Kopf halbierender Schnitt auch den Defekt halbieren würde. Die äußere Fläche liegt ungefähr an der Stelle des Collum anatomic., so daß also das Tub. majus erhalten ist und der nach hinten und medial von ihm gelegene Teil der überknorpelten Gelenkfläche fehlt. Die zweite innere Begrenzungsfläche des Defektes steht rechtwinklig auf der ersten, so daß etwa die Hälfte der Gelenkfläche in Fortfall gekommen ist. Beide Flächen des Defektes sind glatt, und wie schon makroskopisch zu erkennen ist, zum großen Teil von einer dünnen Bindegewebsschicht überzogen. Am medialen Schnittrande fällt der Gelenkknorpel schroff ohne Übergang nach dem Defekt hin ab, so daß man die Dicke des Knorpels gleichsam im Querschnitt zu sehen bekommt.	Resektion des Humeruskopfes. Tamponade der Wunde. Teilweise Naht derselben.	Aktive Bewegungen über die Horizontale hinaus nicht möglich, die Arbeitsfähigkeit aber in ausreichendem Maße wiederhergestellt. In $6^1/_2$-jähriger Beobachtungszeit keine Rezidive.

Arthro-

Lauf. Nr.	Autor	Jahr	Geschlecht m.	Geschlecht w.	Alter des Patienten	Art der Luxation	Gelegenheitsursache	Häufigkeit der Rezidive	Dauer des Leidens
11	Albert	1887		w.	19	?	Erstmalig: Fall mit vorgestrecktem Arm auf den Fußboden. Dann bei ganz geringfügigen Anlässen, z. B. Angreifen des Unterrockes. Besonders bei Elevation und Auswärtsrollung des Armes	9	1¹/₄ Jahr
12	Wilms	1905	m.		—	—	Epileptiker	54	—

Konservative

Lauf. Nr.	Autor	Jahr	Geschlecht m.	Geschlecht w.	Alter des Patienten	Art der Luxation	Gelegenheitsursache	Häufigkeit der Rezidive	Dauer des Leidens
13	Bardenheuer	1886	—	—	—	—	—	—	—
14	Wiesinger	1895	m.		—	—	Nach innen unten	Epileptiker	—	—
15	Ricard-Verneuil	1894	m.		27	L. subcoracoidea	1. Luxation: Fall von einer Dreschmaschine. 2. Luxation: Fall. 3. Luxation: während der Nacht im Schlaf. Seitdem bei der geringsten Gelegenheit, Heben eines Eimers Wasser, Spreizen der Arme, Anziehen des Paletots	Viele Male bei jeder Gelegenheit	4¹/₂ Jahr
16	desgl.	1894	m.		32	Nicht angegeben	Epileptiker und Alkoholiker. Aber Luxationen auch außerhalb des epileptischen Anfalls bei leichten Bewegungen	etwa 28	1¹/₂ Jahr
17	Steinthal	1895		w.	32	L. subcoracoidea	Vor 10 Jahren Fall mit ausgestreckten Händen auf den Boden. Nach 3 Monaten Luxation beim Aufwischen des Fußbodens. Seitdem öfter Verrenkungen, namentlich bei Drehbewegungen. Zuletzt auch nachts	Viele	10 Jahre

Pathologisch-anatomischer Befund	Therapie	Erfolg
dese.		
Hintere Kapselwand viel dicker als in der Norm. Irgend eine Veränderung am Kopfe oder an der Cavitas glenoidalis war nicht vorhanden. Keine Spur von Fazette oder Schliff. Das Gelenk war genau zu übersehen.	**Arthrodese.** Hinterer Schnitt. Entfernung des Knorpels von Pfanne und Kopf. Naht mit Känguruhsehne durch Kopf und Pfannenrand. Drainage.	Ankylose im Schultergelenk.
Vordere Hälfte der Pfanne vollkommen zerstört.	**Arthrodese.** Völlige Entfernung der Knorpelfläche. Knochennaht durch den Humeruskopf und das Akromion.	—
Operationen.		
Erschlaffung der Kapsel.	Hüterscher Schrägschnitt. Exzision zweier elliptischer Stücke aus der vorderen und inneren Kapsel. Vernähung der Kapselwunden. Ausstopfung der Hautwunde.	Nach 4 Monaten noch kein Rezidiv.
Kein Kapselriß, sondern Ablösung der Kapsel vom Rande der Fossa glenoid. nach innen unten. Durch den Spalt konnte man den Kopf bequem luxieren. Das Labrum glenoid. war in der Ausdehnung der Kapselablösung, das Periost auf der Vorderseite des Skapulahalses etwa in Ausdehnung eines Zolles völlig zerstört, so daß der nackte Knochen vorlag. Am Rande der Fossa glenoid. Knorpeldefekt.	Feste Tamponade auf die Ablösungsstelle der Kapsel vom Rande der Fossa glenoid. nach innen unten, um eine feste Narbenbildung der umgebenden Gewebe zu erzielen. Direkte Kapselnaht war nicht möglich.	Nach 8 Wochen Heilung der Wunde. Wiederkehr der Luxation wurde verhütet. (Beobachtungsdauer nicht angegeben.)
Sehr große Erschlaffung der verdünnten und sackartig erweiterten Kapsel.	Schnitt im Interstit. deltoid. pect. Querschnitt unter dem Schlüsselbein und Akromion zur Ablösung des Deltoideus. Einkerbung der Sehne des M. subscapul. In Abduktion und Innenrotation werden drei dicke Seidenfäden in Abständen von ungefähr 2 cm senkrecht durch die noch widerstandsfähig gebliebene Kapselpartie und die Dicke der Sehne des M. subscapul. über die verdünnten Kapselpartien hinweggelegt und so geknüpft, daß die verdünnte Kapselpartie in einen dicken soliden Wulst verwandelt wird, durch welchen man selbst nicht mehr den Humeruskopf fühlen konnte. Keine Drainage.	Nach 1½ Jahr noch rezidivfrei.
Desgl.	Wie bei Nr. 16.	Nach mehr als 1 Jahr noch rezidivfrei.
Kapsel ist ein dünner, schlaffer Sack ohne frischen Riß.	Vorderer Längsschnitt. Raffung der Kapsel im Verlauf der Hautwunde durch 4 Silkwormnähte. Hautnaht.	Nach ¾jähriger Beobachtung kein Rezidiv.

Lauf. Nr.	Autor	Jahr	Geschlecht		Alter des Patienten	Art der Luxation	Gelegenheitsursache	Häufigkeit der Rezidive	Dauer des Leidens
			m.	w.					
18	Miculicz-Samosch	1896	m.		38	Nicht angegeben	Kein bestimmtes Trauma. Luxationen meistens in der Nacht	In 2 Jahren etwa 20mal	2 Jahre
19	W. Müller (Francke Fall 16).	1898		w.	21	L. nach vorn	Nach Oben- und Vornführen des Armes (z. B. Friesieren)	Viele Male	6 Jahre
20	Desgl. (Francke Fall 17).	1898	m.		25	L. subcoracoidea	Namentlich bei unvorsichtiger Drehung des Armes nach hinten und innen.	Sehr zahlreiche Rezidive, in der letzten Zeit fast täglich	1 Jahr
21	Desgl. (Francke Fall 18).	1898		w.	22	L. nach vorn	1. Luxation bei scherzhaften Ringversuchen	12	3 Jahre
22	Burrell-Lovett	1897	m.		27	L. nach vorn	1. Luxation: Fall auf Ellbogen und Schulter. Später bei jeder Gelegenheit, zuletzt auch mehrfach, wenn er sich im Bett umdreht.	Unzählig viele	$1^3/_4$ Jahr
23	Desgl.	1897	m.		36	L. subcoracoidea	1.Luxation: Fall vom Zweirad. 2. Luxation: 20 Monate später durch Anrennen gegen einen Zaun. Seitdem bei den geringsten Ursachen	35	1 Jahr
24	Dehner	1899	—	—	—	—	—	—	—

Pathologisch-anatomischer Befund	Therapie	Erfolg
Erschlaffung der Gelenkkapsel derart, daß vorn und hinten eine beträchtliche Aussackung, gleichsam ein Bruchsack, in den der Humeruskopf hineinschlüpfen konnte, vorhanden war.	Ollier-Hueterscher Schnitt. Spaltung des ausgesackten Kapselabschnittes in senkrechter Richtung. Verlagerung des medialen Teils der Aussackung über den lateralen, Fixation in dieser Lage mit 4 tiefgreifenden, versenkten Silbernähten. Tamponade der Wundhöhle.	Nach 9 Wochen ist Herumschwingen eines 2 kg Gewichts in weitem Kreise möglich. Ein 4 kg-Gewicht kann bis zur horizontalen ohne Mitbewegung der Skapula gehoben werden. Keine Nachuntersuchung
Kapsel erweitert. Am hinteren Teile des Kopfes und der entsprechenden Stelle der Kavitas leichte Fazette. Kein freier Körper. Muskeln intakt.	Kapselnaht nach Anlegung einer doppelten Längsfalte der Kapselwand.	Nach 2 Monaten normale Beweglichkeit. Nach 2$^1/_2$ Jahren noch kein Rezidiv.
Kapsel erweitert. Geringer Hydrops. An der inneren hinteren Seite der Kapsel ein langgestrecktes Knochenstück von keilförmiger Gestalt, 1 cm lang. Die Basis des Keiles überknorpelt. Derselbe nach seiner Gestalt wahrscheinlich von der Pfanne abgesprengt, die betr. Stelle konnte jedoch bei dem kleinen Schnitt nicht sichtbar gemacht werden. Humeruskopf ohne pathol. Veränderungen.	Vorderer Schnitt. Extraktion des Knochenstücks. Kapselnaht nach Exzision eines elliptischen Streifens.	Funktion normal. Nach 4 Jahren kein Rezidiv.
Erweiterung der Kapsel. Kein Hydrops. Abriß der Kapsel und der Mm. supra- und infraspinatus vom hinteren, äußeren Ende des Kopfes. Dort neben der überknorpelten Gelenkfläche am Rande des anatomischen Halses ein flacher, unregelmäßiger, zehnpfennigstückgroßer, grubiger Defekt, gegen welchen bei vollendeter Luxationsstellung der vordere Rand des Limbus tritt. Kein freier Körper.	Hinterer Schnitt. Exzision eines Stückes aus der Kapsel an der Stelle der Muskelabrisse, Katgutnaht, so daß die Auswärtsroller näher der normalen Insertionsstelle zu liegen kommen (Vornähen). Partieller Schluß der Haut, Drainage, Tamponade.	Allmählich normale Funktion. Nach 4 Monaten kein Rezidiv.
Kapsel intakt, aber sehr schlaff. Untersuchung des Gelenkinnern ergab normale Verhältnisse.	Schnitt vom Proc. coracoid. nach abwärts und auswärts längs der V. cephal. Eingehen in das Spat. intermusculare zw. M. deltoid. und M. pectoralis major. Spaltung der Pektoralissehne in $^3/_4$ ihrer Breite. Freilegung der Sehne des M. coracobrachialis und kurzen Bizepskopfes Vertiefung des Schnittes in ihrer ganzen Ausdehnung bis zum Proc. coracoideus. Außenrotation und Rückwärtsdrängung des Oberarmes, dadurch Spannung der Sehne des M. subscapularis über dem Oberarmkopf. Trennung eines Teils der Sehne. Erhebung des Armes zur Horizontalen und Rückwärtsdrängung des Oberarmkopfes, so daß eine Falte der Vorderwand und Kapsel gefaßt werden kann. Exzision eines $^3/_4$ Zoll langen, $^3/_8$ Zoll breiten Kapselstückes. Kapselnaht. Keine Naht der teilweise durchtrennten Sehnen. Schluß der Wunde mit Silkworm.	Nach 8 Wochen voll erwerbsfähig. Nach 1 Jahr 10 Monaten noch kein Rezidiv.
Wie Nr. 23.	Wie Nr. 23.	Nach 8 Wochen volle Beweglichkeit.
Starke Kapselerweiterung. Sehnen des M. supra- und infraspinatus sind von der Kapsel abgerissen und retrahiert.	Vertikaler Schnitt von 15 cm Länge vom hinteren Winkel des Akromion vertikal durch den M. deltoideus. Absteppung einer Falte der stark erschlafften hinteren Kapsel durch 4 Seidennähte. Schluß der Wunde ohne Drainage.	Nach 2 Monaten kein Rezidiv; nur geringe Beschränkung der Außenrotation.

Lauf. Nr.	Autor	Jahr	Geschlecht m. | w.	Alter des Patienten	Art der Luxation	Gelegenheitsursache	Häufigkeit der Rezidive	Dauer des Leidens
25	Krumm	1899	m.	49	L. subcoracoidea	Geringe Anstrengungen, z. T. unvorsichtige Bewegungen im Schlaf	37	7 Jahr
26	Dreesmann-Grothe	1900	m.	27	L. subcoracoidea	1. Luxation beim Festhalten an einer freistehenden Wand. 2. Luxation Fall vom Schemel. Wiederverrenkung unter dem fixierenden Verband. Seitdem Luxation bei jeder mäßig angestrengten Bewegung, auch beim Anziehen des Überziehers usw.	Sehr häufig, in den letzten 3 Jahren alle Monate	5 Jahre
27	Kronacher-J. Müller	1900	m.	28	?	1. Luxation: als Pat. sich beim Ausgleiten am Geländer einer Brücke festhalten wollte. Spätere Luxation bei Zimmergymnastik, zuletzt auch im Bett	Zahlreiche Rezidive	3¹/₂ Jahre
28	Haegler	—	—	—	—	—	—	—
29	Samter	1900	m.	40	—	—	Ziemlich zahlreich. Die 3 letzten Verrenkungen in zwei- bzw. sechswöchentlichen Intervallen	Eine Reihe von Jahren
30	Hildebrand	1912	m.	25	L. subcoracoidea	1. Luxation: durch Fall mit der Achsel auf eine scharfe Ecke. 2. Luxation nach 7 Wochen ohne Trauma, seitdem Verrenkung bei ganz geringen Bewegungen	Etwa 25mal	5 Jahre

Pathologisch-anatomischer Befund	Therapie	Erfolg
Starke Ausbuchtung der inneren und seitlichen, weniger der vorderen Partien der Gelenkkapsel in der Richtung auf die Achselhöhle zu. An den Gelenkkörpern keine path. Veränderungen.	Schnitt nach Ollier. Eröffnung des Gelenks in der Bizepssehnenscheide. Freilegung der vorderen und inneren Partie der Kapsel bis nach der Achselhöhle hin. Äquatoriale, von der Tiefe der Achselhöhle nach vorn verlaufende Schnürnaht der Kapsel, durch welche letztere in ihrem erweiterten Teil wulstig gefaltet wird. Schluß der Kapselinzision durch senkrecht verlaufende Katgutnaht, Resorption der Bizepssehne etc. Drain extrakapsulär.	Normale Beweglichkeit. Nach 1 Jahr noch kein Rezidiv.
Allgemeine Erweiterung der Kapsel. An den Gelenkkörpern keine pathol. Veränderungen.	Hüterscher Längsschnitt. Eröffnung der Kapsel. Übereinandersteppen des lateralen Kapselrandes über den medialen mittelst Katgutnaht. Keine Drainage.	Nach 6 Wochen völlige Gebrauchsfähigkeit. Nach ½ Jahr noch kein Rezidiv.
Starke Erweiterung der Kapsel, so daß man den Kopf leicht luxieren und eine Strecke weit fortführen kann. Keine Veränderungen an den Gelenkflächen.	Freilegung des Gelenks von vorn und von der Axilla aus (Schnittführung nicht genauer angegeben). Exzision eines 4 cm langen und $1\frac{1}{2}$ cm im breitesten Durchmesser haltenden Stückes aus der vorderen Partie, dann allmähliche Verkleinerung der erweiterten Kapsel durch Faltennaht aus der oberen und vorderen Fläche, des weiteren korrespondierend aus dem axillaren Teil. Keine Drainage. Nach 5 Wochen Beginn der Bewegungsübungen.	Nach $1\frac{1}{4}$ Jahr volle Gebrauchsfähigkeit. Turnübungen. Kletterpartien. Keine Reluxation.
—	—	Operation ergebnislos. Genauere Angaben fehlen. Haegler weiß sich an die Einzelheiten des Falles nicht mehr zu erinnern.
Der subdeltoidale Teil der Kapsel war nicht im mindesten erweitert. Es war die Kapsel hier auch nicht in einer nur kleinen Falte zu heben. Dagegen war derjenige Kapselteil, der unter dem M. subscapularis lag, in bedeutendem Maße erweitert. Geringe Menge seröser Gelenkflüssigkeit. Kein freier Gelenkkörper.	Vorderer Schrägschnitt zwischen M. pector. maj. und deltoideus (ungenügende Übersicht). Vom oberen Ende dieses Schnittes dicht unter dem Schlüsselbein, horizontal nach außen bis zum Acromio-Klavikulargelenk wurde der Deltoideus abgelöst und mit den Hautlappen nach abwärts und außen gezogen. Coracobrachialis und kurzer Bizepskopf werden beiseite gezogen. Inzision der Gelenkkapsel. Ablösung der Sehne des M. subscapularis von der Gelenkkapsel, Zurückklappen der ersteren nach innen. Doppelung der Kapsel, indem eine Sutur einerseits durch den medialen, resp. den unteren Rand der Kapselwunde, andererseits durch das Lig. coracoacromiale geführt wurde. Naht der Sehne des M. subscapul. an die Gelenkkapsel. Drainage der Wunde.	Normale Gebrauchsfähigkeit. Nach einem Jahr noch kein Rezidiv.
Defekt des vorderen Pfannenrandes. Nach hinten unten davon ein bewegliches Knochenstück, das sich nicht entfernen läßt. Kapsel an der Innenseite erweitert, an der Innenseite der Muskeln verwachsen; letztere zeigen einen bindegewebigen Überzug.	Vorderer Resektionsschnitt durch den Deltoideus. Inzision der Kapsel. Um einen erhabenen vorderen Pfannenrand zu schaffen, wird die Pfanne mit dem scharfen Löffel vertieft, der äußere Pfannenrand abgeflacht, so daß eine gut erhabene Leiste entsteht. Zur Verkleinerung der Kapsel wird die mediale Kapselerweiterung mit Jodoformgaze ausgestopft.	Nach 1 Jahr Bewegungen ausgezeichnet normal. Keine Luxation.

Lauf. Nr.	Autor	Jahr	Geschlecht m.	Geschlecht w.	Alter des Patienten	Art der Luxation	Gelegenheitsursache	Häufigkeit der Rezidive	Dauer des Leidens
31	Hildebrand	1902		w.	38	Wahrscheinlich L. subcoracoidea	1. Luxation. Fall direkt auf die rechte Schulter. Nach 7 Jahren 2. Luxation beim Armschleudern rückwärts. Seitdem immer nur geringe Anlässe, einmal im Bett bei rascher Bewegung	Etwa 14mal	Von der 1. Luxation an 11 Jahre, von der 2. an 4 Jahre
32	Hildebrand[1]	1902	—	—	—	—	—	—	—
33	J. Wolf	1902	—	—	—	—	Die letzte Luxation durch heftiges Niesen entstanden	5	—
34	Tschish	1902	m.		37	—	—	9	—
35	J. Collins Warren	1903	m.	—	—	—	—	14	4 Jahre
36	W. Müller-Kohlhase	1904	m.		39	L. axill.	1. Luxation: Fall auf die Hand.	6	1 Jahr
37	W. Müller-Kohlhase	1904	m.		24	L. subcoracoidea	1. Luxation: Fall auf die vorgestreckte Hand. 2. Luxation bei kräftigem Händeschütteln. 3. Luxation als er auf dem Sopha lag und sich von hinten her mit der Hand ein Kissen holen wollte	3	1 Jahr
38	Bardescu	1905	—	—	—	—	—	—	—
39	Bardescu	1905	—	—	—	—	—	—	—

[1] Anmerkung: Hildebrand hat (nach der Diskussionsbemerkung auf dem Chir. Kondem Befund. Resultate sehr gut, Beweglichkeit nicht eingeschränkt. Rezidive nicht beobachtet.

Pathologisch-anatomischer Befund	Therapie	Erfolg
Abbruch des ganzen inneren Pfannenrandes, eines halbmondförmigen Stückes. Bedeutende Erweiterung der Kapselhöhle nach innen unten, so daß sie bequem den Kopf fassen konnte. Kapsel mit dem Muskel verwachsen.	Wie bei Nr. 35, doch wird das abgebrochene Knochenstück entfernt.	Normale Bewegungen. Beobachtungsdauer nicht angegeben.
Interposition von 6 erbsen- bis bohnengroßen knorpligen Gelenkkörpern.	—	—
—	Verengerung bzw. Einnähung der Gelenkkapsel.	Die kräftigsten Bewegungen werden in normalem Umfange wieder ausgeführt.
Bedeutende Erweiterung der Kapsel. Keine Veränderungen der Gelenkflächen, kein Exsudat, kein Gelenkkörper.	Schnitt zw. M. pectoral. maj. und dem M. deltoid. Lösung des Klavikularursprungs des letzteren und der Anheftung des M. subscapularis. Große Inzision in die Kapsel, deren Ränder übereinander genäht wurden.	Funktion nach $^1/_2$ Jahr nahezu normal.
—	Schnitt zw. M. pectoral. maj. und M. deltoid. Der größere Teil der Sehnen des M. pectoral. maj. wurde geteilt, der untere Rand der Sehne des M. subscapul. wurde von der Kapsel gelöst. Ein Stück derselben (1 × $^3/_4$ Zoll) wurde exzidiert. Seidennähte.	Nach 2 Jahren noch kein Rezidiv. Beweglichkeit?
Frische Luxation. Kapsel hat auf der Vorderseite größeren Riß. Teres minor ist an seinem Ansatze in der Kapsel abgerissen. Kapsel sehr schlaff und erweitert.	Längsschnitt auf der lateralen Seite der Schultervorderfläche. Naht des Kapselrisses. Verkleinerung der Gelenkkapsel durch Raffung. Vornähen des Teres minor. Hautnähte.	Nach 1 Monat ist Abduktion und Rotation um die Hälfte, Elevation nach vorn und hinten noch um ein Drittel eingeschränkt. Dauerresultate nicht bekannt.
An der Vorderseite keine wesentliche Erweiterung des Gelenkes. Kein Erguß. Am vorderen Pfannenrand ein flacher Vorsprung, vielleicht von einer früheren Absprengung herrührend.	Schnitt an der Vorderfläche der Schulter abwärts. Stumpfe Durchtrennung der Deltoideusfasern. Freilegung und Verengerung der Kapsel in querer Richtung durch 2 Katgutnähte. Subkutane Drainage.	Nach 2½ Monaten völlige Gebrauchsfähigkeit des Armes. Nach 4 Monaten kein Rezidiv.
—	Methode von Ricard. (Verstärkung der Kapsel durch M. coracobrachialis oder einen anderen benachbarten Muskel wird empfohlen.)	Sehr gutes funktionelles Resultat.
—	desgl.	degl.

greß 1909) noch weitere 5 Fälle — im ganzen 8 — operiert. Die Methoden wechselten je nach
In 4 Fällen sicheres Dauerresultat von über 5 Jahren.

Lauf. Nr.	Autor	Jahr	Geschlecht m.	w.	Alter des Patienten	Art der Luxation	Gelegenheitsursache	Häufigkeit der Rezidive	Dauer des Leidens
40	Mauclaire	1905	m.		19	L. subcora-coidea	—	—	—
41	Mauclaire	1905	—	—	—	—	—	—	—
42	Mauclaire	1905	—	—	—	—	—	—	—
43	Piqué	1905	—	—	—	—	—	—	—
44	Lardennois	1905	—	—	—	—	—	—	—
45	Perthes, Fall 1	1906	m.		24	L. subcora-coidea	Epilepsie. 1. Luxation durch Fall im Anfall. In den letzten Jahren geringfügige Anlässe, Harmonika-spielen, Arbeit, Armkreisen vorwärts	Sehr viele	3½ Jahre
46	Perthes, Fall 2	1906	m.		(Leutnant)	L. subcora-coidea	1. Luxation: Sturz mit dem Pferde. Drei weitere Luxationen ebenfalls durch stärkere Insulte, dann einmal beim Tennisspiel und zuletzt durch unwillkürliche Schleuderbewegung	5	5 Jahre
47	Perthes, Fall 3	1906	m.		29	L. subcoroi-coidea	1. Luxation: Fall von der Treppe. Nach 5 Monaten zweite Luxation, als er sich auf der Treppe mit der Hand am Geländer hochzog. Seitdem Luxationen oft bei den leichtesten Veranlassun-	Weit über 20	6 Jahre

Pathologisch-anatomischer Befund	Therapie	Erfolg
Kapselerweiterung, kein Riß. Kapselerweiterung, bedingt durch streckenweise Ablösung des Periosts am Kapselansatz an der vorderen Umrandung der Fossa glenoidalis, wo sich eine leichte Vertiefung findet.	Vorderer vertikaler Schnitt. Vertikale Inzision in die Kapsel. Vertikale Faltung der Kapsel mit 3 flachen Seidennähten.	Sehr gutes funktionelles Resultat.
Einfache herniöse Ausstülpung der Kapsel	Verengerung der Kapsel durch vertikale Raffnaht.	gut.
desgl.	desgl. und Hinzufügung einer horizontalen Raffnaht.	gut.
desgl.	Verengerung der Kapsel durch Raffnaht. Verstärkung derselben durch Vernähung des M. subscapularis mit dem M. coracobrachialis.	gut.
Kein hinreichend klarer Einblick in die Verhältnisse.	Verengerung der Kapsel durch Raffnaht. Verstärkung derselben durch Heranziehen der Sehne des M. subscapularis an den oberen Teil der Kapsel.	gut.
Kapsel weit und schlaff. Hydrops geringen Grades. Auf dem Röntgenbild flacher Defekt am Tub. maj. Bei der Operation wird an der Stelle des Tub. majus eine rauhe, von Knorpel entblößte Fläche von etwa Markstückgröße festgestellt. Hier inserieren M. supra- und infraspinatus nicht in normaler Weise, gehen vielmehr in einen Teil der Gelenkkapsel über, welcher sich von dem Humerus mit dem in den Kapselraum eingeführten Finger leicht abheben läßt. (Abriß der Muskelinsertion am Tub. maj.)	Deltaförmiger Schnitt am freien Rande des M. deltoideus; er beginnt vorn am Proc. corac., zieht zur Insertion des M. deltoid. herab, biegt hier um, zieht am hinteren Rande des Deltoid. wieder in die Höhe. Durchtrennung des Deltoid. 2 cm von seinem Ansatze am Oberarm, Zurückschlagen des Hautmuskellappens nach oben. Hinterer Rand des Muskels wird zur Schonung des N. axillaris nur zur Hälfte freigelegt. Inzision der Kapsel im Sulcus intertubercularis. Vorziehen der Sehnen des M. supra- und infraspinatus nach ihrem Ansatz am Tub. maj. hin, Festnageln dieser Sehnen mit einem Drahtstift am Humeruskopf. Durchflechtung des hinteren Teils der Kapsel mit Sublimatseide behufs Verstärkung und Verkürzung (Runzelung der Kapsel beim Zuziehen der Fäden). Muskel-Hautnaht. Ein Drain.	Elevation bis 160°. Arbeitete als Kesselschmied, wobei er ungehindert beim Nieten den Hammer schwingen konnte. Gehäufte epileptische Anfälle veranlaßten schließlich Arbeitseinstellung. Trotzdem 2 Jahre nach der Operation noch rezidifvrei.
Muskulatur der linken Schulter atrophisch. Passive Bewegungen frei. Auf dem Röntgenbild flacher Defekt am Tubercul. majus. Bei der Operation hintere und obere Partien der Gelenkkapsel deutlich schlaff und erweitert. An der Gelenkpfanne bei der Abtastung des Gelenks keine Veränderungen, doch kommt man mit der Fingerkuppe vom vorderen Pfannenrand sogleich auf die Vorderfläche des Collum scapulae (Abriß des Labrum glenoidale?). Am hinteren Abschnitt des Tubercul. maj. ein schätzungsweise 2 cm breiter, 3 cm langer, flacher, scharfrandiger Defekt, der als Abriß des Muscul. infraspinatus gedeutet wird. Die hier nochmals gespaltene Kapsel erscheint verdickt und narbig verändert.	Hinterer Resektionsschnitt nach Kocher. Abmeißelung einer $^1/_2$—$^3/_4$ cm breiten Knochenleiste von der Spina scapul. und dem Akromion. Zurückschlagen des M. deltoid. mit der Knochenspange und der bedeckenden Haut nach vorn und unten. Eröffnung der Gelenkkapsel durch Schnitt vom Sulc. intertubercularis nach oben. Spaltung der Kapsel auch hinten. Vorziehung der abgerissenen Sehne des M. infraspinatus und Festnagelung mittelst eines U-Nagels in dem Defekt am Tub. majus. Naht und Raffung der Kapsel an der Hinter- und Vorderfläche Befestigung d. abgemeißelten Knochenleiste mit 4 Aluminiumbronzedrähten an ihrer Stelle. Naht ohne Drainage.	Nach 5 Monaten Beweglichkeit des Schultergelenks und Funktion der Schultermuskeln normal. Tut wieder Dienst und ist Rennreiter.
Auf dem Röntgenbild zeigt der dem vorderen Pfannenabschnitt entsprechende Schatten eine lichtere Stelle, welche als Defekt am inneren Pfannenrand gedeutet wird. M. subscapularis erreicht nicht den Humeruskopf, sondern inseriert weit unter demselben an der stark erweiterten Kapsel. Im Gelenk reichlich blutigseröse Flüssigkeit infolge frischer Luxa-	Schnitt am vorderen Rand des M. deltoideus. Trennung von Deltoid. und Pectoralis maj. Unterbindung von Vena cephal. und A. thoracicoacromialis; quere Durchtrennung der vordersten Fasern des Musc. deltoid. oberhalb des Proc. coracoid. Abtrennung der Spitze des letzteren. Herunterklappen des M. coracobrach. und Bizeps Eröffnung der Gelenk-	Nach 4 Monaten wird schwere Arbeit verrichtet. Bewegungen passiv völlig frei, aktiv fehlen an der Elevation höchstens noch 10 Grad.

Lauf. Nr.	Autor	Jahr	Geschlecht m. | w.	Alter des Patienten	Art der Luxation	Gelegenheitsursache	Häufigkeit der Rezidive	Dauer des Leidens
						gen, beim Schwimmen, beim Umdrehen im Bett		
48	Perthes, Fall 4	1905	m.	18	L. subcoracoidea	Epileptiker. 1. Luxation im Anfall vor etwa 1 Jahr	Sehr viele, bei jedem Versuch schwerer Arbeit	Etwa 1 Jahr
49	Martens	1907	— —	—	—	—	400mal	—
50	Dahlgren	1905	m.	26	L. praeglenoidalis	1. Luxation durch Fall beim Abspringen vom Straßenbahnwagen. Am Tage nach der Einrenkung nimmt er selbst den Verband ab. Nach 4 Wochen zum ersten Male und dann weiter Reluxation während des Schlafes in der Nacht	4	4 Monate
51	Wernsdorff	1907	m.	28	L. praeglenoidalis	1. Luxation durch Fall in einen Graben	Etwa 100	6 Jahre

Pathologisch-anatomischer Befund	Therapie	Erfolg
tion. Hinter dem intakten Tub. majus im überknorpelten Bereich des Humeruskopfes eine eigentümliche Rinne, die ganz dem Sulc. intertubercularis ähnelt. Der innere vordere Rand der Pfanne springt als scharfe Kante vor. Über derselben gelangt der Zeigefinger bequem in einen vor dem Collum scapulae befindlichen Hohlraum. In diesen Nebenraum der Gelenkhöhle gelangt der Humeruskopf bei Herstellung der Luxationsstellung hinein. In diesem Hohlraum ein freier Gelenkkörper von Haselnußgröße. Am inneren Pfannenrande ein Defekt, in dessen Bereich der glatte Knochen nackt zutage liegt. Das Labrum glenoidale sitzt nicht mehr an der Skapula fest, vielmehr findet sich zwischen Gelenklippe und Pfanne ein Spalt, der in die vorerwähnte Höhle vor dem Collum scapulae führt. Der entblößte Teil des Collum scapulae erstreckt sich vom Pfannenrande etwa 2 cm nach hinten. Der freie Gelenkkörper zeigt bei der mikroskopischen Untersuchung einen kleinen zentralen Knochenkern, rings umgeben von einer Schicht hyalinen Knorpels, die ihrerseits wieder außen rings von einer Bindegewebsschicht begrenzt wird.	kapsel durch einen nach oben geführten Schnitt im Sulc. intertubercularis. Nach Feststellung der Verhältnisse im Gelenkinnern Abtrennung des Pectoralis maj. an seiner Sehne, Auswärtsziehen des Muskels. Zweite Eröffnung der Kapsel entlang dem oberen Rande des M. subscapularis. Extraktion eines Gelenkkörpers von Haselnußgröße aus der vor dem Collum scapulae befindlichen Höhle. Einschlagen von zwei hufeisenförmigen Nägeln am vorderen Pfannenrand. Befestigung des abgerissenen Limbus cartilagineus an denselben durch Sublimatseide. Kapselnaht. Raffnaht. Wiederherstellung der Verhältnisse an Knochen und Muskeln. 1 Drain. Hautnaht.	
Äußerlich und im Röntgenbild nichts Besonderes. Gelenkkapsel auf der Vorderfläche intakt, aber sehr erweitert. Die Abtastung des Gelenks von innen ergibt am vorderen Rande der Kapsel eine Öffnung, durch welche der palpierende Finger unter dem M. subscapularis auf die Vorderfläche der Skapula gelangt. Es kann aber nicht festgestellt werden, ob es sich um den Rest eines Kapselrisses oder die normale schlitzförmige Kommunikation mit der Bursa subscapularis handelt.	Schnitt am vorderen Rand des M. deltoid. vom Proc. coracoid. bis zur Insertion des Deltoid., Durchtrennung des Muskels in seinem vorderen Abschnitt an seinem Ursprung bis auf die Klavikula. Eröffnung des Gelenks entlang dem Sulcus intertubercularis. Nach Abtastung des Gelenks Verkürzung des vorderen Abschnitts der Gelenkkapsel durch Raffnaht unter Innenrotation des Humerus, ebenso des hinteren, weniger erweiterten Abschnitts unter Außenrotation. Einnähung mehrerer Sublimatseidenfäden zur Verstärkung der Kapsel.	Nach 1 Jahr 4 Monaten Luxation trotz wiederholter epileptischer Anfälle noch nicht wieder eingetreten. Schultergelenk bis auf eine minimale Beschränkung der Außenrotation aktiv und passiv frei beweglich.
Keine Knochenverletzung.	Exzision eines Kapselstückes mit nachfolgender Drahtnaht.	Nach 1 Jahr noch voller Erfolg bei freier Beweglichkeit des Gelenks.
Kapsel so erweitert, daß sich der Kopf mit Leichtigkeit vor die Pfanne schieben läßt.	Winkelschnitt zwischen M. pectoral. maj. und deltoid. und parallel mit dem Schlüsselbein durch den M. deltoid. Verengerung der Kapsel durch vier starke Seidensuturen bei Einwärtsrotation und Adduktion des Oberarms. Keine Kapseleröffnung. 18tägige Fixierung.	Nach 8 Monaten volle Armkraft. Aktive und passive Bewegungen frei. Nach 15 Monaten kein Rezidiv.
Kapselerschlaffung. Weder Röntgenbild noch Operationsbefund ergaben Veränderungen an den Knochen.	Ollierscher Schnitt. Einstellung der gedehnten Kapselpartie durch Auswärtsrollung des halb abduzierten Armes und durch Abwärtsziehen des leicht abpräparierten Subscapularisansatzes. Nach Eröffnung der Kapsel flügelförmiges Übereinandernähen (Miculicz). Mobilisierung des kurzen Bizepskopfes und Herübernähen desselben auf die noch zu schwach erscheinende Kapsel durch tiefgreifende Nähte.	Nach 6 Wochen normale Beweglichkeit. Nach neun Monaten kann Patient (Student) fechten und athletische Übungen machen.

Lauf. Nr.	Autor	Jahr	Geschlecht m.	Geschlecht w.	Alter des Patienten	Art der Luxation	Gelegenheitsursache	Häufigkeit der Rezidive	Dauer des Leidens
52	Clairmont und Ehrlich	1909	m.		27	—	1. Luxation durch Fall auf den vorgestreckten Arm. 2. Luxation ebenso. Die folgenden 18 Luxationen erfolgen durch immer geringfügigere Traumen	19	6 Jahre
53	Fall 2	1909	m.		42	—	1. Luxation durch Emporreißen des rechten Armes durch einen Ochsen, den Patient an den Hörnern hielt. Arm blieb in elevierter Stellung stehen. Nach 2 Monaten Luxation des Kopfes über den hintern unteren Pfannenrand. In den nächsten Monaten noch 6 Rezidive	7	1 Jahr
54	Clairmont u. Ehrlich, Fall 3	1913	—	—	—	—	—	—	—
55	Fall 4	—	—	—	—	—	—	—	—
56	Wilmanns (Goldmann) Fall 1	1909	m.		21	—	1. Verrenkung beim Reiten. Seitdem immer häufigere Verrenkungen, schließlich bei ganz geringen Anlässen	Viele	2 Jahre
57	Fall 2	—	m.		33	—	1. Verrenkung Fall vom Gerüst. Seitdem häufige Verrenkungen, auch schon beim Ausrecken des Armes	Viele	Einige Jahre
58	Röpke a) rechte Schulter	1912		w.	—	—	Epilepsie. Luxation beider Schultergelenke	—	—
59	b) linke Schulter								
60	Telford Fall 1	1912	m.		24	Lux. subcoracoidea	—	Sehr viele, zuletzt jede Woche	2 Jahre
61	Fall 2	1912	m.		24	Desgl.	Fall auf die linke Schulter beim Fußballspielen	9mal in 1 Jahr	1 Jahr
62	Thomas Fall 1	1908	m.		23	—	1. Luxation Fall beim Fußballspiel, weitere bei derselben Gelegenheit und beim Ringen. Bandage ohne Erfolg	12	3 1/2 Jahre
63	Fall 2	1909	m.		42	—	Wurde durch einen Maulesel mit den Zähnen gepackt und	Hunderte	25 bis 30 Jahre

Pathologisch-anatomischer Befund	Therapie	Erfolg
Auf Röntgenbild nichts Pathologisches.	Abspaltung der hinteren Partie des Deltoideus, Herumführen dieses Muskelteils um die hintere Peripherie des Humerusschaftes und Fixation an der an der Vorderfläche der Gelenkkapsel sitzenden Partie des Deltoideus zur Schaffung eines Muskelzuges, der der Tendenz der Luxation entgegenwirken soll. Vgl. Operationsbeschreibung im Text	—
Äußerliche Untersuchung und Röntgenbild ohne Besonderheiten.	Wie vorher.	Von Fall 58—61 sind 3 geheilt. In einem Fall Rezidiv durch neues Trauma nach 2 Jahren. In den anderen 3 Fällen wurde voller Erfolg nach 2 Jahren, 17 Monaten bzw. 13 Monaten festgestellt.
—	Wie vorher.	—
—	desgl.	—
Auf dem Röntgenbild; Knochenabsprengung am Tub. majus.	Freilegung der Kapsel von vorn, Inzision der erweiterten Kapsel, Exzision eines elliptischen Stückes und Naht der so verkleinerten Kapsel.	Nach 2 Jahren volle Gebrauchsfähigkeit ohne Rezidiv.
Auf dem Röntgenbild Humerus intakt, Bruchstücke am inneren unteren Pfannenrand.	Eröffnung der Kapsel vorn durch einen 3—4 cm langen Längsschnitt, Herübernähen des einen Schnittrandes über den andern.	Arbeitet wieder als Zementarbeiter. Kein Rezidiv (wie lange nach der Operation nicht zu ersehen).
—	Schnitt in der vorderen Achselbegrenzung. Freilegung des M. subscapularis. Raffung der Sehnen dieses Muskels mittelst Matratzennähte bei Innenrotation des Armes.	Nach 2 Jahren noch kein Rezidiv trotz wieder aufgetretener epileptischer Anfälle. Außenrotation nur am rechten Arm etwas beschränkt, sonst freie Beweglichkeit.
Kapsel sehr schlaff. Radiologisch keine Veränderung.	Schnitt nach Thomas von der Achselhöhle aus. Exzision eines Kapselstückes. Naht.	—
desgl.	desgl.	—
Abmagerung der Schultermuskeln. Alter Kapselriß parallel dem vorderen und unteren Pfannenrand. Die Ränder des Risses nicht vereinigt. Der äußere Rand des Risses steht durch neugebildetes, unter dem M. subscapularis befindliches „Kapsel"gewebe mit dem Pfannenrand in Zusammenhang, so daß sich eine beträchtliche Kapselerweiterung ergibt. Der innere obere Rand des alten Kapselrisses ragt geschrumpft in den erweiterten neuen Gelenkraum hinein.	Vorderer Achselhöhlenschnitt. Naht des angefrischten alten Kapselrisses.	Nach 6 Jahren noch voller Erfolg. Betätigt sich als Athlet und Boxer.
An der knorpligen Oberfläche des Humeruskopfes gerade oberhalb der Tuberositas major ein etwa 1—1½ Zoll im	Vorderer Achselhöhlenschnitt. Doppelung der Kapsel.	Voller Erfolg noch nach 5 Jahren. 13 Wochen nach der Operation Fall

Lauf. Nr.	Autor	Jahr	Geschlecht m. | w.	Alter des Patienten	Art der Luxation	Gelegenheitsursache	Häufigkeit der Rezidive	Dauer des Leidens
						eine Strecke weit fortgeschleudert. Zweite Luxation nach einigen Jahren durch Auffallen eines nicht erheblichen Kohlenstückes auf die Außenseite der Schulter. Später zunehmende Häufigkeit der Luxationen bei dem geringsten Gebrauch des Armes, auch während des Schlafes. Schläft deswegen in den letzten 12 Jahren mit an den Körper gewickeltem Arm		
64	Fall 3	1909	m.	26	Luxation nach vorn	1. Luxation durch direkte Gewalt beim Baseballspiel. Später Luxationen bei geringfügigen Anlässen, auch während des Schlafens im Bett	Vier bis zur 1. Operation, später noch weitere drei	2 Jahre bis zur 1. Operation
65	Fall 4	1909	m.	21	—	Fall im epileptischen Anfall; später auch geringfügige Bewegungen des Armes	12	5 Jahre
66	Fall 5	1909	m.	20	—	1. Luxation beim Fußballspiel, zweite einen Monat später beim Werfen eines Steines; weitere auch beim Schwimmen u. im Schlaf	8	1 Jahr
67	Fall 6 Rechte Schulter	1909	m.	39	—	1. Luxation im epileptischen Anfall. Seitdem zahlreiche Luxationen. Kann solche auch willkür	Sehr viele	1¹/₂ Jahre

Pathologisch-anatomischer Befund	Therapie	Erfolg
Durchmesser haltender, rundlicher, abgeplatteter Bezirk. Leichte Rauhigkeit am vorderen Pfannenrand.		auf beide Hände aus 14 Fuß Höhe ohne Wiederverrenkung.
Erschlaffung des vorderen und unteren Teils der Kapsel.	Vorderer Achselhöhlenschnitt. Doppelung der Kapsel. (Juni 1908.)	Die hier in Frage kommende Operation war die dritte an dem Pat. vorgenommene. Juli 1906 und Juni 1909 waren bereits zwei andere von anderer chir. Seite ausgeführt worden, welche von Rezidiven gefolgt waren. Nach der jetzigen dritten Operation Fadeneiterung. Fünf Wochen nach der Operation Wiederaufnahme der Tätigkeit. Später beim Boxen heftiger Schmerz im Schultergelenk, allmähliche Entwicklung chronisch-entzündlicher Erscheinungen, Steifheit des Gelenks, Fistelbildung, von Thomas auf Abriß eines Stückes des vorderen Pfannenrandes zurückgeführt. Juni 1912 palliative Operation, Mai 1913 Resektion des Humeruskopfes mit Wiederherstellung guter Funktion.
Kapsel zum Teil so dünn, daß man den Knorpel des Humeruskopfes durchschimmern sah. Größte Erschlaffung in dem unteren Teil. Defekt im überknorpelten Teil des Kopfes, durch Röntgenbild festgestellt. Kleiner „Fremdkörper" in der Wunde, der anscheinend aus dem Gelenk herausgeschlüpft war und dem Defekt im Kopf entstammte.	1. Operation. Vorderer Achselhöhlenschnitt. Verkürzung der Kapsel durch Heranbringen der dickeren unteren an die dünnere obere Partie. 2. Operation. Hinterer Achselhöhlenschnitt. Inzision und Doppelung der durch die 1. Operation auf ½ Zoll verdickten Kapsel. 4 Wochen lang Velpeauscher Verband.	Heilung p. p. Nach 6 Wochen volle Bewegungsfähigkeit. Nach etwa 10 Wochen Rezidiv im epileptischen Anfall. 7 Wochen nach der 2. Operation Rezidiv im Bett während der Arm an den Körper anbandagiert war. Seitdem häufigere Verrenkungen als vor der 1. Operation.
Im unteren Teil des Gelenks abgesprengtes Knochenstück (⅜ Zoll lang und ¼ Zoll breit und dick). Entsprechender Defekt am vorderen Pfannenrand.	Vorderer Achselhöhlenschnitt. Inzision und Doppelung der Kapsel.	In 4 Wochen normale Beweglichkeit. Kein Rezidiv, trotzdem der Arm bei einem Bootsunfall, beim Fußball, Baseball- und Tennisspiel stark beansprucht wurde. Beobachtung 4½ Jahre.
—	Vorderer Achselhöhlenschnitt. Inzision und Doppelung der Kapsel.	Kein Rezidiv. Beobachtung 4½ Jahre.

Lauf. Nr.	Autor	Jahr	Geschlecht m.	Geschlecht w.	Alter des Patienten	Art der Luxation	Gelegenheitsursache	Häufigkeit der Rezidive	Dauer des Leidens
							lich hervorbringen, hat dabei aber große Schmerzen		
68	Fall 6 Derselbe Patient Linke Schulter	1910	m.		39	—	1. Luxation im epileptischen Anfall acht Monate vor der 1. Luxation der rechten Schulter. In der linken Schulter häufig 4—5mal am Tage Luxation. Kann die Luxation willkürlich hervorbringen, auch wenn der Arm dem Körper anliegt	Außerordentlich viele	2 Jahre
69	Fall 7	1909	m.		19	—	1. Luxation beim Fußballspiel, spätere bei anderen athletischen Übungen	4	2 Jahre
70	Fall 8	1911		w.	32	—	1. Luxation im epileptischen Anfall. Spätere ebenfalls, dann aber auch bei den geringsten Bewegungen	Sehr viele	8 Jahre
71	Fall 9	1911	m.		21	—	1. Luxation durch Fall vom Wagen. Spätere bei geringfügigen Bewegungen	Sehr viele, manchmal mehrmals in einer Woche	$1^3/_4$ Jahr
72	Fall 10 Rechte Schulter	1911	m.		24	—	Rechte Schulter: 1. Luxation beim Basket Ballspiel, weitere auch bei anderen sportlichen Übungen	5—6mal	5 Jahre
73	Fall 10 Linke Schulter	1913	—	—	—	—	Linke Schulter: Erste und folgende Verrenkung ebenfalls bei sportlichen Übungen	8—10mal	5 Jahre
74	Fall 11	1912		w.	24	—	Anfälle während epileptischen Anfalls im Bett	2	4 Monate
75	Fall 12	1912	m.		21	—	1. Verrenkung im epileptischen Anfall, später ebenso, aber	Mehrere hundert Mal	2 Jahre

Pathologisch-anatomischer Befund	Therapie	Erfolg
Vordere Hälfte der Gelenkpfanne fehlt. Die hintere intakte Partie besteht in einem Stück knorpelbedeckter Höhlung, etwa ¹/₂ Zoll breit, die sich vom Ansatzpunkt des langen Bizepskopfes oben nach dem des langen Trizepskopfes unten erstreckt. Die ganze vordere Partie des Gelenkfortsatzes war infolge der häufigen Rezidive geschwunden, weil die Hinterfläche des Kopfes in luxierter Stellung stark gegen den vorderen Gelenkrand drückte. So war eine Gleitfläche vom hinteren Gelenkrand vorn und innen in eine abnorme Tasche hinein entstanden, welche den Kopf in luxierter Stellung aufnahm.	**1. Operation.** Vorderer Achselhöhlenschnitt. Inzision und Doppelung der Kapsel, da Erlaubnis zu in diesem Falle zweckentsprechenderem Vorgehen nicht eingeholt war. Arm 25 Tage an den Körper bandagiert. **2. Operation.** Schnitt an der Hinterfläche der Schulter. Abmeißelung der hinteren Pfannenpartie bis eine neue Gelenkpfanne mit leicht erhabenem vorderen Rande resultierte (Hildebrand). Einschnitt von der Achselhöhle. Inzision der Kapsel. Anfrischen der vorderen knöchernen Gleitfläche mit dem scharfen Löffel. Tamponade dieses Wundabschnitts. Schluß der hinteren Wunde.	Primäre Heilung. Im Laufe der nächsten 6 Monate mehrere Rezidive. Deswegen 1911 2. Operation. Kein Rezidiv mehr. Noch leichte Beschränkung der Beweglichkeit in beiden Gelenken, links etwas mehr als rechts. Beob. etwa 2¹/₂ Jahr.
Der Humeruskopf drängte sich bei jeder Verrenkung durch den M. subscapularis. Eine erhebliche Partie des Muskels war deswegen geschwunden.	Vorderer Achselhöhlenschnitt. Inzision und Doppelung der Kapsel.	Primäre Heilung. Außerordentliche sportliche Betätigung, namentlich Ringen. Nach 3 Jahren Wiederverrenkung der operierten Schulter beim Ringen dadurch, daß der Gegner mit großer Gewalt auf den Patienten fiel, der sich mit dem linken Arm rechtwinklig auf den Boden stützte. Nach Einrenkung und 4wöchiger Ruhestellung allmähliche Wiederaufnahme der gewohnten Tätigkeit. Bis jetzt keine Verrenkung wieder.
—	Vorderer Achselhöhlenschnitt. Inzision und Doppelung der Kapsel.	Primäre Heilung. Kein Rezidiv. Volle Gebrauchsfähigkeit des Armes. Beobachtung etwa 3 Jahre.
—	desgl.	Desgl. Etwa 3 Jahre rezidivfrei.
Rinne am hinteren Umfang des Kopfes an gewöhnlicher Stelle.	desgl.	Treibt wieder alle Art Sport; nach etwa 2¹/₂ Jahren noch rezidivfrei.
	Hinterer Achselhöhlenschnitt. Doppelung der Kapsel.	Kein Rezidiv. Beobachtung über 1 Jahr.
Flache Rinne am Kopf an gewöhnlicher Stelle.	Hinterer Achselhöhlenschnitt. Inzision und Doppelung der Kapsel.	Kein Rezidiv trotz schwerer epileptischer Anfälle. Beinahe regelrechte Beweglichkeit. Beobachtung über 1 Jahr.
Beinahe die ganze vordere Hälfte des Gelenkfortsatzes durch die vordere und untere Kapselpartie, die intakt geblieben	Hinterer Achselhöhlenschnitt. Inzision der Kapsel. Abtastung des Gelenks. Abkratzen der beiden	Erhebliche Bewegungsbeschränkung des Armes, wie beabsichtigt.

Lauf. Nr.	Autor	Jahr	Geschlecht m.	Geschlecht w.	Alter des Patienten	Art der Luxation	Gelegenheitsursache	Häufigkeit der Rezidive	Dauer des Leidens
							schließlich auch bei geringfügigen Bewegungen		
76	Fall 13	1912	m.		31	—	—	Ziemlich viele	5 Jahre
77	Fall 14	1913	m.		26	—	1. Luxation durch Fall von der Treppe. Zwei weitere durch anderweitiges erheblicheres Trauma	3	¹/₂ Jahr
78	Fall 15	1913	m.		21	—	1. Luxation beim Basket Ballspiel. Spätere auch bei geringen Anlässen, im Bett usw.	Zahlreiche	4¹/₄ Jahr
79	Fall 16	1913	m.		52	—	1. Luxation beim Ringen; spätere bei immer geringfügigeren Gelegenheiten, zuletzt auch während des Schlafes im Bett	Zahlreiche	22 Jahre
80	Payr	—	—	—	—	—	—	—	—
81	„								
82	„								
83	„								
84	„								
85	„								
86	„	—	—	—	—	—	—	—	—
87	Seidel Fall 1 Rechte Schulter	1912		w.	17	Lux. sub-coracoidea	Epileptische Anfälle	Sehr viele	1 Jahr

Pathologisch-anatomischer Befund	Therapie	Erfolg
war, abgerissen. Reichlich großer Defekt im Kopf an gewöhnlicher Stelle.	Bruchflächen des Gelenkfortsatzes. Schnitt am Hinterrand des Deltoideus, Durchschneidung der Sehne des M. teres minor. Inzision der Kapsel. Auskratzen des Defekts im Humeruskopf. Abmeißelung des hinteren Randes der Gelenkfläche. Schluß dieser hinteren Wunde ohne Drainage. Von der Achselwunde aus Annäherung der beiden Bruchstücke des Gelenkfortsatzes und Schluß der Kapselwunde durch Tamponade.	Nach 8 Monaten Tod an Folgen der Epilepsie. Bis dahin kein Rezidiv.
Flache Furche im hinteren Abschnitte des Kopfes an der gewöhnlichen Stelle.	Hinterer Achselhöhlenschnitt. Inzision der Kapsel. Doppelung derselben.	Primäre Heilung. Volle Beweglichkeit. Nach 7 Monaten erneute Verrenkung durch schweres Trauma, das auch am nicht prädisponierten Gelenk eine Luxation hätte herbeiführen können. In weiterer viermonatlicher Beobachtung kein Rezidiv trotz voller Arbeit und starker sportlicher Betätigung.
Flache Furche an der gewöhnlichen Stelle des Gelenkkopfes.	Hinterer Achselhöhlenschnitt. Inzision und Doppelung der Kapsel.	Primäre Heilung. Volle Gebrauchsfähigkeit des Armes. Kein Rezidiv. Beobachtung über 1 Jahr.
desgl.	desgl.	Desgl. Beobachtung über 1 Jahr. Spielt Baseball und gebraucht auch sonst den Arm sehr kräftig.
Desgl.	Desgl.	Primäre Heilung. Geht nach 3 Monaten zur See. Bis dahin noch keine Rezidive.
—	Kapselraffung und Faltung. In einem Falle Verstärkung bzw. Umhüllung der Gelenkkapsel mit einem frei transplantierten Faszienlappen, der an der Innenfläche des Deltamuskels verankert wurde.	4 Dauererfolge. 2 Rezidive.
—	Ollierscher Schnitt an der Vorderseite des Gelenks. Befestigung eines dreieckigen Lappens aus der Fascia lata möglichst weit nach hinten auf dem Pectoralis major. Fixierung des einen Zipfels am Proc. coracoid. unter Spannung. Zweiter Schnitt am hinteren Rande des Deltoideus. Verziehung des letzteren nach oben und außen. Befestigung eines zweiten Lappens der Fascia lata an der Kapsel über dem Gelenkkopf. Zurückschlagen des Lappens unter Spannung über die Schulterblattmuskeln (M. infraspin. und Teres minor). Befestigung durch eine dreifache Reihe von Seidennähten auf der Muskulatur.	Erfolg ausgezeichnet.
Palpatorischer und Röntgenbefund ohne Besonderheiten. Bei der Operation Kapselerweiterung	1. Operation. Nach Clairmont-Ehrlich.	1. Operation. Primäre Heilung. Nach 12 Tagen, nachdem sofort nach der Operation wieder epileptische Anfälle aufgetreten waren, Rezidiv.

Lauf. Nr.	Autor	Jahr	Geschlecht		Alter des Patienten	Art der Luxation	Gelegenheitsursache	Häufigkeit der Rezidive	Dauer des Leidens
			m.	w.					
88	Fall 1 Linke Schulter	—	—	—	—	—	—	—	—
89	Seidel Fall 2	1912		w.	20	Lux. sub-coracoidea	Epileptische Anfälle. Schließlich auch geringfügige Bewegungen. Bandage ohne Erfolg	Außerordentlich zahlreiche	4 Jahre
90	Seidel Fall 3 (die Krankengeschichte wird ausführlich mitgeteilt, da sie bisher noch nicht veröffentlicht ist.)	1916	m.		29	Lux. sub-coracoidea	1909 in der Grube (Bergmann) von einem Kohlenstück ³/₄ m tief herabgefallen. Ist mit dem rechten Arm dabei auf das Kohlenstück aufgeschlagen. Verrenkung der rechten	5	7 Jahre von der 1. Verrenkung an, 1³/₄ Jahre von dem ersten Rezidiv

Pathologisch-anatomischer Befund	Therapie	Erfolg
		Mehrfache Wiederholung der Luxationen bei fast täglichen epileptischen Anfällen.
	2. Operation. Schnitt am Schlüsselbein zwischen Rabenschnabelfortsatz und Schulterhöhe beginnend bis etwa zur Mitte des Oberarms herab. Durchtrennung der medialen Partie des Deltoideus in seiner Faserrichtung. Durchtrennung der Pektoralissehne zur Hälfte. Eingehen zwischen die beiden Bizepsköpfe, Durchschneidung der A. und V. circumflexa humeri ant. Durchschneidung der Sehne des M. subscapularis und Abpräparieren derselben von der Kapsel medialwärts. Resektion der nicht wesentlich erweiterten Kapsel, Naht der Schnittränder bei Innenrotation des Armes. Aufsteppen eines 10 cm langen, 4 cm breiten, der vorderen Rektusscheide entnommenen Faszienlappens, der vom vorderen unteren Pfannenrand sich schräg nach oben und außen über die Nahtlinie spannt, mit seinem äußeren Ende unter einer 2 cm breiten Brücke von Deltoideusfasern hindurchgeht und in der Gegend der Schulterhöhe auf dem Deltoideus endet. Bezweckt wird einmal direkte Verstärkung der verkürzten Kapsel, zweitens Anspannung der vorderen unteren Kapselteile durch den mit dem Faszienlappen in Verbindung stehenden Deltoideus beim Erheben des Armes. Naht aller durchtrennten Muskeln. Hautnaht ohne Drainage.	2. Operation. Primäre Heilung. Nach $6^1/_2$ Wochen Exitus im epileptischen Anfall. Bis dahin keine erneute Luxation.
Palpatorischer und Röntgenbefund ohne Besonderheiten.	Operation nach Clairmont-Ehrlich. Da der hintere Deltoideuslappen sich bei der Operation der rechten Schulter zu kurz erwiesen hatte, wird der bei der jetzigen Operation abgespaltene Lappen durch einen aus der Oberarmfaszie genommenen Faszienlappen von 5 cm Länge, $2^1/_2$ cm Breite verlängert. Es kommt infolgedessen in der Hauptsache dieser Faszienstreifen an die Vorderseite des Gelenkes zu liegen.	Bis zu dem mehr als 4 Monate nach dieser Operation erfolgenden Tode kein Rezidiv.
Atrophie der linken Schulter. Humeruskopf läßt sich umfassen und leicht aus der Gelenkpfanne heraus- und wieder hineinschieben. Auf dem Röntgenbild großer Defekt am Tuberculum majus. Der ganze Kopf abgeflacht. Hinter dem Kopf isoliertes Knochenstück. Kleineres Knochenstück im Gelenkraum.	Operation nach Clairmont-Ehrlich, aber modifiziert dadurch, daß ein Periostlappen im Zusammenhang mit dem Deltoideuslappen abgespalten und mit letzterem durch die Achsellücke vor die Kapsel verlagert wurde.	Bald nach der Operation heftige epileptische Anfälle. Nach 4 Wochen eine Subluxation der operierten Schulter, die sich im Laufe von 2 Monaten noch zweimal wiederholte, seitdem ausgeblieben ist. (Flache Knochenneubildung am Periostlappen vor der Kapsel!!) Bewegungen stark eingeschränkt.
Auf dem Röntgenbild rinnenförmiger Defekt medial vom Tub. maj. Auf dem in Luxationsstellung aufgenommenen Röntgenbild reitet er auf dem vorderen Pfannenrande. Operationsbefund wenige Stunden nach der Verrenkung. Einrenkung zunächst unterlassen. Kopf steht unter dem Proc. coracoid. Nirgends Bluterguß. Kein	Exzision eines 2 cm breiten, 4 cm langen Kapselstückes. Naht des Defektes unter Doppelung der Schnittränder. Aufsteppen eines 10 cm langen, $3^1/_2$ cm breiten Faszienlappens aus der vorderen Rektusscheide auf die Nahtlinie. Teilung des oberen Lappenendes, Durchflechtung des Deltoideus mit dem	Primäre Heilung. Nach 3 Monaten noch Gefühl der Unsicherheit im operierten Schultergelenk. Bis dahin keine Reluxation.

Lauf. Nr.	Autor	Jahr	Geschlecht m.	w.	Alter des Patienten	Art der Luxation	Gelegenheitsursache	Häufigkeit der Rezidive	Dauer des Leidens
							Schulter. 14 Tage lang fester Verband. 36 Tage arbeitsunfähig. Am 14. Okt. 1914 zum Militär eingezogen. Am 16. Okt. 14. Verrenkung der rechten Schulter beim Eskaladieren. 4 Wochen Lazarettbehandlung. Im Sept. 1915 beim Springen über den Kasten 3. Verrenkung. Hatte vorher Feldzug in Rußland ohne Beschwerden mitgemacht. Am 9. März 1916 vierte Verrenkung bei Turnspielen, als er einem Kameraden nachlief und ihm auf die Schulter schlug. Am 12. Juli 1916 fünfte Verrenkung beim Üben von Handgranatenwerfen		an gerechnet
91	Young	1913	m.		—	—	—	—	—
92	Armour	—	—	—	—	—	—	—	—
93		—	—	—	—	—	—	—	—
94 95	Kirschner	—	—	—	—	—	—	—	—
96	Schultze (Bier) Fall 1	1908	m.		25	—	1. Verrenkung beim Turnen. Kein Verband. Weitere Luxationen bei allen möglichen Veranlassungen, zuletzt beim Mantelanziehen	5	10 Jahre
97	Fall 2 Rechte Schulter	—	m.		27	—	Epileptische Anfälle	35	—
98	Fall 2 Linke Schulter	—	m.		—	—	—	—	—
99	Fall 3	—	m.		47	—	1. Luxation durch Fall, wobei er sich mit der Hand an der	13	9 Jahre

Pathologisch-anatomischer Befund	Therapie	Erfolg
Kapselriß. Kapsel, von der Sehne des M. subscapularis gedeckt, ist sehr weit, buchtet sich namentlich am oberen Rande der Subskapularissehne hervor. Keine Flüssigkeit in der Kapsel. Medial vom Tub. majus, zwischen diesem und der überknorpelten Gelenkfläche, findet sich an der Hinterseite, ein die ganze Kopflänge von oben nach unten durchziehender, rechtwinkliger Defekt, in den gerade der kleine Finger hineinpaßt. Wände des Defektes glatt, aber weder von Knorpel noch Periost bedeckt. Vorderer Rand der Pfanne rauh, periostlos. Vorderfläche des Skapulahalses ist von Knochenhaut entblößt, glatt. Die vordere Gelenklippe, welche an normaler Stelle fehlt, findet sich in der scheinbaren Vorderwand der Kapsel, enthält einen linsengroßen Knochenkörper und geht in die Vorderwand einer großen Tasche über, welche unter dem M. subscapularis sitzt, hinten durch den periostlosen Schulterblatthals begrenzt wird. Diese Tasche ist offenbar durch Ablösung des Periostes vom Schulterblatthals im Zusammenhang mit der abgerissenen vorderen Gelenklippe entstanden. Bei Herbeiführung der Luxationsstellung reitet der Kopf mit seinem Defekt auf dem vorderen Rand der Gelenkpfanne, der eigentliche überknorpelte Kopf drängt sich in die beschriebene Tasche.	lateralen Lappenteil. Fixation des medialen Lappenteiles am Akromion.	
—	Schnitt zwischen Deltoideus und Pect. major. Verziehung der V. cephal. nach außen. Einkerbung der unteren Hälfte der Sehnen des M. pectoral. maj. und Latissimus dorsi zur Verlängerung dieses Teils der Muskeln und Aufhebung ihrer Zugwirkung.	Voller Erfolg. Beobachtungsdauer nicht ersichtlich.
—	Operation nach Clairmont-Ehrlich. Muskellappen konnte nur unter großer Spannung eingenäht werden.	Rezidiv. Es war in diesem Falle auch schon die Kapselfaltung ohne Erfolg ausgeführt worden.
—	Operation nach Clairmont-Ehrlich.	Guter Erfolg.
—	Herumführung eines Faszienstreifens extrakapsulär um das ganze Schultergelenk. Vgl. Operationsmethoden.	Erfolg in beiden Fällen sehr gut.
Äußere Untersuchung und Röntgenbild negativ. Kapsel schlaff und dünn.	Eröffnung der Kapsel auf der Vorderseite. Übereinandernähen der Spaltränder. Zweite Nahtschicht darüber nach Art der Lembertnähte.	Nach 6 Jahren noch kein Rezidiv. Gute Funktion, aber schwere Arbeit wird nicht mit dem Arm geleistet.
Ausgiebige Bewegungen schmerzhaft. Deutliches Reiben in den Gelenken. Keine deutliche Atrophie. Deltoideus eher kräftig. Rechts im Röntgenbild Abreißungen am Labrum glenoid. Erweichungsherde am Tub. majus.	Spindelförmige Exzision der Kapsel. Übereinandernähen der Ränder. Darüber noch Raffnaht mit Seide. 3 Wochen Desault.	Reluxation nach 6 Monaten.
Links im Röntgenbild Abreißungen am Tub. majus. Linsengroße Schatten hinter der oberen Peripherie des Kopfes.	Links desgl.	Reluxation nach 8 Wochen.
Schulter und Arm abgemagert. Knarrende und reibende Geräusche im Gelenk. Auf dem Röntgenbild namentlich	Spaltung der Kapsel vorn. Doppelung und weitere Verkürzung durch zwei Raffnähte, die zugleich auch	Erstes Rezidiv nach 2 Jahren, zweites Rezidiv kurze Zeit darauf.

Lauf. Nr.	Autor	Jahr	Geschlecht m.	w.	Alter des Patienten	Art der Luxation	Gelegenheitsursache	Häufigkeit der Rezidive	Dauer des Leidens
							der Tischkante festhielt. Letzte Rezidive beim Mantelanziehen, beim Grüßen usw.		
100	Fall 4	—	m.		25	—	1. Luxation durch Fall auf die Schulter; weitere Luxationen schließlich bei geringfügigen Anlässen, auch im Schlafe	Sehr viele	Mehrere Jahre
101	Fall 5	—	m.		—	—	1. Luxation beim Besteigen des Pferdes, als die auf den Hals desselben gelegte linke Hand durch eine Kopfbewegung in die Höhe gerissen wurde. Nach drei und vier Jahren je ein Rezidiv	3	Mehr als 4 Jahre
102	Fall 6	—		w.	22	Lux. subcor.	Epilepsie	Sehr viele	—
103	Fall 7	—	m.		24	—	1. Luxation beim Fechten. Spätere beim Sturz vom Pferde, durch Hinfallen	7—8 Rezidive	Etwa 3½ Jahre
104	Fall 8	—	m.		33	Lux. subcoracoidea	1. Luxation beim Schwimmen	4	12 Jahre
105	Fall 9	—	m.		19	Lux. erecta?	1. Luxation durch Fall beim Schlittschuhlaufen	5	1 Jahr
106	Fall 10	—	m.		27	—	1. Luxation durch Fall auf den ausgestreckten Arm	4	—
107	Fall 11	—	m.		22	—	—	20	5 Jahre
108	Fall 12	—	m.		26	—	1. Luxation durch Fall	2	3 Jahre
109	Fall 13	—	m.		22	—	1. Luxation durch Emporreißen des Armes durch das Pferd beim Anschirren	11	4 Jahre
110	Fall 14 Rechte Schulter	—		w.	17	Lux. subcoracoidea	1. Luxation durch Fall	2—3	Einige Monate

Pathologisch-anatomischer Befund	Therapie	Erfolg
medialwärts abgeplatteter Kopf. An der Cav. glen. Unebenheiten, die eine reaktive Periostwucherung annehmen lassen.	durch das Lig. coraco-acromiale gehen.	Seitdem fast 3 Jahre rezidivfrei.
Im Röntgenbild oberhalb des Tub. maj. ein Konturdefekt.	Spindelförmige Exzision. Verdoppelung der Vorderwand der Kapsel. Einstülpungsnaht darüber. 3 Wochen Desault.	Kein Rezidiv. Kann sehr gut mit dem Arm arbeiten, nimmt sich aber bei manchen Bewegungen noch in acht, weil er manchmal das Gefühl hat, „als ob es fast herausgeschnappt wäre".
Klinisch und röntgenologisch kein abnormer Befund. Kapsel nicht auffallend erweitert.	Inzision der Kapsel. Doppelung. Raffnaht darüber. 3 Wochen Desault.	Einwandsfreier Erfolg.
Röntgenbild: Über der Gegend des Tub. maj. tiefer Defekt im Knochen, als ob ein Sektor aus der Zirkumferenz herausgesprengt wäre. Kein freier Körper im Gelenk.	1. Injektion von Rinderblut in das Gelenk. 2. Kapselraffung durch 4 Sondernähte. 3. Plastik aus dem Pektoralis. Gipsverband.	1.) Rezidiv nach 3 Monaten. 2.) Nach wenigen Wochen Rezidiv im Laufe des Jahres 30mal. 3.) Reluxation. Auf dem nach 4 Jahren aufgenommenen Röntgenbild steht der Kopf luxiert unter dem Proc. coracoid. und es hat sich ein neues Gelenk zwischen ihm und der Grube am Oberarmkopf gebildet. Beweglichkeit sehr eingeschränkt.
Palpatorisch und röntgenologisch nichts Besonderes.	1. Blutinjektionen in das Gelenk 2. 4 Monate später Kapselraffung durch Anlegung von 4 Seidennähten auf der Vorderwand.	1.) Rezidive. 2.) Rezidive, erstes ein Jahr nach der Operation.
Desgl.	Kapselraffung durch Übereinandernähen und Einstülpen.	Nach 4 Jahren kein Rezidiv. Geringe Abflachung der Schultergegend.
Auf dem Röntgenbild eine etwas auffällige Einsenkung oberhalb des Tub. majus	Operation (wahrscheinlich Kapsel-Doppelung und Raffung).	Nach ¾ Jahren erstes, nach 2 Jahren zweites Rezidiv, abgeflachte, hängende Schulter.
Atrophie des Armes. Erhebung nur bis zur Horizontalen. Kapsel sehr schlaff und weit. Röntgenologisch kein sicherer Befund.	Doppelung der Kapsel.	Heilung p. sec. Spätere Nachrichten fehlen.
An der üblichen Stelle der Defekte ist der Knochen auf dem Röntgenbild durchscheinender — etwa im Sinne einer beginnenden Erweichung.	Operation in der üblichen Weise.	Nachrichten fehlen.
Palpatorischer und Röntgenbefund negativ.	Inzision, Doppelung, Raffung.	Nach 2 Jahren kein Rezidiv. Gute Funktion.
Leichte Abmagerung der Schulter. Kapsel so weit, daß eine in ihr befindliche Falte selbst bei starker Außenrotation nicht verschwindet.	Inzision. Ausgiebige Doppelung, so daß Außenrotation beschränkt wird.	Volle Arbeitsfähigkeit. Keine Atrophie mehr. Kein Rezidiv (2 Jahre Beobachtung).
Im Röntgenbild zeigt der Oberarmkopf beiderseits sehr geringe Höhe. Kapsel sehr weit, sehr schlaff und dünn.	Kapselraffung.	Rezidiv am Ende des 2. Jahres, nachdem schon vorher das Gefühl von

Lauf. Nr.	Autor	Jahr	Geschlecht		Alter des Patienten	Art der Luxation	Gelegenheitsursache	Häufigkeit der Rezidive	Dauer des Leidens
			m.	w.					
111	Fall 17 Linke Schulter	—	—	—	—	L. subcoracoidea	—	—	—
112	Fall 15	—		w.	—	„	—	9	6 Jahre
113	Fall 16 Rechte Schulter	—	m.			—	Durch Nachhinterreißen beider Arme entstanden	Mehrere	—
114	Fall 16 Linke Schulter		m.						
115	Fall 17	—	m.		60	—	—	12	—
116	Fall 18		m.		23	—	—	11	1 Jahr
117	Hartisch (Genzmer)	1883	m.		19	L. subcoracoidea.	1. Luxation beim Baden durch Kopfsprung. 2. u. 3. Luxation durch Wurfbewegungen.	3	1 Jahr

Pathologisch-anatomischer Befund	Therapie	Erfolg
—	Kapselraffung.	Lockerung des Gelenks aufgetreten war. Nach 1¹/₂ Jahren noch gutes Resultat.
Röntgenbild ohne Befund.	Blutinjektionen nach Keppler.	Nach 4 Jahren noch rezidivfrei. Arm völlig gebrauchsfähig.
Röntgenbild ohne Befund.	Injektion von defibriniertem Hammelblut in die Kapsel.	Rezidivfreie Zeit von 1 Jahr. Dann 20 Rückfälle. Dann 1¹/₂ Jahre rückfallsfrei ohne besondere Therapie. Seitdem wieder mehrfach Rezidive.
Im Röntgenbild an der üblichen Stelle des Defektes eine Aufhellung — beginnende Erweichung?	Blutinjektion.	1¹/₂ Jahre Rezidivfreiheit.
An der üblichen Stelle des Kopfes Aufhellung — beginnende Erweichung? Sonstige Veränderungen nicht einwandsfrei.	Blutinjektion.	Erfolg unbekannt.
Formen normal. Alle Bewegungen unbehindert. Gelenk abnorm locker.	Injektion von Jodtinktur, 6—8 ccm.	Voller Erfolg. Ist Gardeoffizier geworden. Hat nie wieder Rezidive gehabt.